中医非物质文化遗产临床经典读本

校正素问精要宣明论方

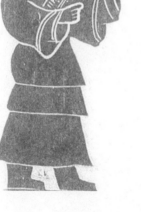

金·刘完素 著

柳长华 孙洪生 校注

中国医药科技出版社

图书在版编目（CIP）数据

校正素问精要宣明论方/（金）刘完素著；柳长华，孙洪生校注．—北京：中国医药科技出版社，2012.1

（中医非物质文化遗产临床经典读本）

ISBN 978 - 7 - 5067 - 5240 - 4

Ⅰ.①校…　Ⅱ.①刘…②柳…③孙…　Ⅲ.①中医内科学 - 中国 - 金代②方书 - 中国 - 金代　Ⅳ.①R25②R289.346

中国版本图书馆 CIP 数据核字（2011）第 225004 号

版式设计　郭小平

出版　中国医药科技出版社

地址　北京市海淀区文慧园北路甲 22 号

邮编　100082

电话　发行：010 - 62227427　邮购：010 - 62236938

网址　www. cmstp. com

规格　710×1020mm $^1/_{16}$

印张　7 $^1/_2$

字数　91 千字

版次　2012 年 1 月第 1 版

印次　2022 年 9 月第 2 次印刷

印刷　三河市百盛印装有限公司

经销　全国各地新华书店

书号　ISBN 978 - 7 - 5067 - 5240 - 4

定价　19.00 元

本社图书如存在印装质量问题请与本社联系调换

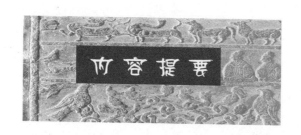

内容提要

　　本书原名《医方精要宣明论》；元刊本定名为《校正素问精要宣明论方》，七卷；明代诸刊本更名为《黄帝素问宣明论方》，简称《宣明论方》，刊为十五卷。金·刘完素所著，约成书于金大定十二年（公元 1172 年）。刘完素，字守真，号通玄处士。金代河间（今河北河间市）人，故后人称其为刘河间，约生活于宋大观四年（公元 1120 年）至金承安五年（公元 1200 年）。刘完素一生重视对《内经》及五运六气学说的研究，对于火热病证阐发极详，成一家之学，开金元医家学术争鸣之先河。著有《素问玄机原病式》、《医方精要宣明论》、《素问病机气宜保命集》、《三消论》等。其中本书也是其重要的代表性著作之一。

　　刘完素恐后学于《内经》运气要妙之说，及其所论病证临证处方难以把握，遂将《素问》诸篇所论病证，分为 18 门。卷一为诸证门，取《素问》所论病证 62 个，附列医方 66 首；卷二至卷七分列风、寒、热、积聚、水湿等17 门，附列医方 291 首。每门首列总论，以《素问》论述为主，兼引诸家之说，间及刘氏发挥。突出反映了他的六气怫郁化火，玄府气液不通等病因病机学说，以及在治疗上清热通利，寒凉宣泄的特点，对后世热性病的治疗产生了极其深远的影响，至今仍有重要的学术价值。

出版者的话

中华医学源远流长，博大精深。早在两汉时期，中医就具备了系统的理论与实践，这种系统性主要体现在中医学自身的完整性及其赖以存续环境的不可分割性。在《史记·扁鹊仓公列传》中就明确记载了理论指导实践的重要作用。在中医学的发展过程中，累积起来的每一类知识如医经、方剂、本草、针灸、养生等都是自成系统的。其延续与发展也必须依赖特定的社会人文、生态环境等，特殊的人文文化与生态环境正是构成中医学地域性特征的内在因素，这点突出体现在运用"天人合一""阴阳五行"解释生命与疾病现象。

但是，随着经济全球化趋势的加强和现代化进程的加快，我国的文化生态发生了巨大变化，中国的传统医学同许多传统文化一样，受到了严重冲击。许多传统疗法濒临消亡，大量有历史、文化价值的珍贵医药文物与文献资料由于维护、保管不善，遭到损毁或流失。同时，对传统医药知识随意滥用、过度开发、不当占有的现象时有发生，形势日益严峻。我国政府充分意识到了这种全球化对本民族文化造成的冲击，积极推动非物质文化遗产保护。2005年《国务院办公厅关于加强我国非物质文化遗产保护工作的意见》指出："我国非物质文化遗产所蕴含的中华民族特有的精神价值、思维方式、想象力和文化意识，是维护我国文化身份和文化主权的基本依据。"

中医药是中华民族优秀传统文化的代表，是国家非物质文化遗产保护的重要内容。中医古籍是中医非物质文化遗产最主要的载体。杨牧之先生在《新中国古籍整理出版工作的回顾与展望》一文中说："古代典籍是一个民族历史文化的重要载体，传世古籍历经劫难而卓然不灭，必定是文献典籍所蕴含精神足以自传。……我们不能将古籍整理出版事业仅仅局限于一个文化产业的位置，要将它放到继承祖国优秀文化传统、弘扬中华民族精神、建设有中国特色的社会主义的高度来认识，从中华民族的文化传统和社会主义精神文明建设的矛盾统一关系中去理解。"《保护非物质文化遗产公约》指出要"采取措施，确保非物质文化遗产的生命力，包括这种遗产各个方面的确认、立档、研究、保存、保护、宣传、传承和振兴"。因此，立足于非物质文化遗产的保护，确立和展示中医非物质文化遗产博大精深的内容，使之得到更好的保护、传承和利用，对中医古籍进行整理、出版是十分必要的。

而且，中医要发展创新，增强其生命力，提高临床疗效是关键。而提高临床疗效的捷径，就是继承前人宝贵的医学理论和丰富的临床经验。在中医学中，经典之所以不朽是因其经过了千百年临床实践的证明。经典所阐述的医学原理和诊疗原则，已成为后世医学的常规和典范，也是学习和研究医学的必由门径。熟读经典可以启迪和拓宽治疗疾病的思路，提高临床治疗的效果。纵观古今，大凡著名的临床家，无不是在熟读古籍，继承前人理论和经验的基础上成为一代宗师的。因此，"读经典做临床"具有重要的现实意义。

意识到此种危机与责任，我社于2008年始，组织全国中医权威专家与中医文献研究的权威机构推荐论证，按照"中医非物质文化遗产"分类原则组织整理了本套丛书。本套丛书包括《中医非物质文化遗产临床经典读本》(70种) 与《中医非物质文化遗产临床经典名著》(30种) 两个系列，共100个品种。其所选书目精当，涵盖了大量为历代医家推崇、尊为必读的经典著作，也包括近年来越来越受关注的，对临床具有很好指导价值的近代经典作品。

本次整理突出了以下特点：①力求准确：每种医籍均由专家遴选精善底本，加以严谨校勘，为读者提供准确的原文。②服务于临床：在书目选择上重点选取了历代对临床具有重要指导价值的作品。③紧密围绕中医非物质文化遗产这一主题，选取和挖掘了很多记载中医独特疗法的作品，尽量保持原文风貌，使读者能够读到原汁原味的中医经典医籍。

期望本套丛书的出版，能够真正起到构筑基础、指导临床的作用，并为中国乃至世界留下广泛认同，可供交流，便于查阅利用的中医经典文化。

本套丛书在整理过程中，得到了作为本书学术顾问的各位专家学者的指导和帮助，在此表示衷心的感谢。本次整理历经数年，几经修改，然疏漏之处在所难免，敬请指正。

中国医药科技出版社

2010 年 12 月

校注说明

《校正素问精要宣明论方》，原名《医方精要宣明论》，又名《黄帝素问宣明论方》。本书最早的刻本为元刊本七卷，名《校正素问精要宣明论方》，仅存一种，明清刊本较多，名《黄帝素问宣明论方》，主要版本有：明宣德六年辛亥（1431年）年刻本，明正统熊宗立校刻本、明万历十二年乙酉（1585年）吴勉学校刻古今医统正脉全书本、明万历绣谷吴继宗校刻本、日本元文五年庚申（1740年）皇都书铺植村藤右卫门刻本、清四库全书本、清宣统元年己酉（1909年）上海千倾堂书局石印刘河间伤寒三书本等。现通行本均为明代十五卷刊本。

本书的元刻本七卷，据《中国中医图书联合目录》载，系十卷本之残卷，近年来有关此书的研究整理多以此说为据，致元刊本鲜有人问津。本次经校注者详细校对，发现其除有三页残缺和两处脱文，内容基本完整，其与明刊本主要系分卷有异，亦可见明刊的个别脱漏及少量改易，故选此元刊本为底本，以明万历二十九年辛丑（1601年）吴勉学校刻《古今医统正脉全书》本（简称医统本）为主校本，以明万历十三年乙酉（1585年）金陵吴谏《刘河间伤寒三书》刻本（简称金陵本）、清四库全书文渊阁本（简称四库本）、清同德堂《刘河间医学六书》本（简称同德堂本）为参校本，以《素问》、《伤寒论》、《针灸甲乙经》及刘完素的其他著作《素问玄机原病式》、《素问病机气宜保命集》等为他校本。

具体整理校注方法如下：

1. 本书分卷及标目均以底本为准，不出校记。底本中的缺字以"□"表示；模糊不清，不能辨识者以"■"表示。

2. 凡底本与校本互异，若显系底本脱误衍倒者，据校本改，并出校说明；若难以判定是非或两义均通者，则出校并存，或酌情表示倾向性意见。

3. 凡底本、校本均误，一般不作改动，只出校说明。若属一般性虚词，或义引、节引他书而无损文义者，或底本不误而显系校本讹误者，一般不予处理。

4. 对于原文中的部分通假字及部分当时混用之字，如"症"与"证"，"痢"与"利"等，均不做校改，不出校记。

5. 对于繁体字均径改为简体字，异体字、避讳字及部分古今字则按现在的用字习惯径改，而不再出校。如"旹"径改为"时"，"圆"径改为"丸"，"虙"径改为"伏"，"杏人"径改为"杏仁"，等。对于"已、己、巳、以"等的混用，亦均据现行习惯径改。

6. 方中药味如组成、剂量、炮制方法不一者，均出校；除此之外，如仅系药味次序或剂量标识方法的差异，则以底本为准，不出校记。

7. 为了阅读方便，方中剂量标识均将大写径改为小写，如"壹"改为"一"，"贰"改为"二"，不出校记。对于中药异名，亦保留其原貌，不做校改。

8. 因校注排印本改原竖排为横排，文中用以指示上文的"右"字，皆改为"上"，不出校。

校注者

2011 年 6 月

马序

　　夫医教者，起自三坟，言大道也。三坟之书，乃伏羲、神农、黄帝是也。神农诠药性，致品味，立君臣，明佐使；黄帝著至教，明方术，言《素问》、《灵枢》，谈运气，开明五脏虚实邪正。说药有三品，上药一百二十种为君，主养命延年不老；中药一百二十种为臣，主养性补虚羸；下药一百二十五种为佐使，主治病，病已则止，不可久服❶。制方之法，乃有七方，药十剂。七方药❷者，大小缓急奇偶是也。十剂者，宣通补泻轻重滑涩燥湿名为十剂是也。必本于气味也，识其四时之用也。寒热温凉，生本乎天；酸苦辛咸甘淡六味，生本乎地。天地相秉，成而阴阳造化之机也。《宣明五气论》曰：五脏者，各有所宜也，所好所恶各不同其气味也。今守真子先生撰《医方精要宣明论》者，皆明《素问》造化之理，依上古制方之法，取胜复淫治，不比诸家方术，乃深达《素问》渊■，大圣之楷模。治病有法，用方得宜，察标本之反正，论虚实之逆从。经曰：病有远近，药用奇偶；近者奇之，远者偶之。

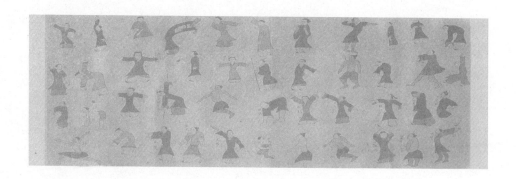

---

❶ 药有三品之文，当为《神农本草经》内容。
❷ 药：疑衍。

身半之上，同天之阳，其气近；身半之下，同地之阴，其气远。心肺最近，肾肝最远，脾胃居中。缓药不治远，急药不治近。奇方之制，大而数少药味少，服剂多，取其急❶；偶方之制，少而数多药味多，服剂少，取其缓❷，发散于上。所谓汗者不以奇，下者不以偶，此方明古圣之医方，宣至真之大要，穷通五运之生成推移，六气之旨趣。用药有凭，式病有法，微比自古方，显然别矣。故得圣道昭彰，玄通易失，使四时无夭枉之灾，八位有延龄之望，庶使后之学者可以有取焉。

时大定己亥正月十五日古唐马□□序

---

❶ 急：疑与"缓"二字互窜。
❷ 缓：疑与"急"二字互窜。

自序❶

夫医教者，首自伏羲，传于炎帝，立以轩辕。三圣之道阐行于世，乃万代渺渺无穷，本乎大道，法乎自然。黄帝岐伯置《内经素问》，玄机隐奥，意义积若丘山，理微浩如渊海，测不可尽也。使习医者以探穴问津，倦而登涉，仰而弥高，望之无涯，日炼月锻，折挫名医之气，强欲穿凿，徒劳皓首，何况无学耶？

呜呼！《黄帝素问》世之医书正文也，名公皆不能晓，解无驱用也。且《内经》断病论证著方用药，百无一二矣！仆今详《内经》编集运气要妙之说，七万余言九篇分为三卷，谨成一部，目之曰《内经运气要旨论》，备圣经之用也。对病论证处方之法，本草性味，犹恐后学难为驱用，复宗长沙太守仲景之书，乃为一帙，计十万余言，目曰《素问药证精要宣明论方》《伤寒直格》已完印行。辨《素问》五运六气，阴阳变化，木极似金，金极似火，火极似水，水极似土，土极似木者也。故《内经》曰：亢则害，承乃制。谓已亢过极，则反胜己也。目曰《素问玄机原病式》内无药证。乃三集之文，开素病之铄钥，详为证明，指南龟鉴，识病证之模范，使世中无夭亡之苦也。医流君子意，无信心以此相传，皆以执强去声之言难去声。仆著寒凉之方，闻者不喜，反恐为非，往往笑而己矣。名公君子何不试验药证论方耶？

时大定十二年十月望日河间处士刘完素守真题

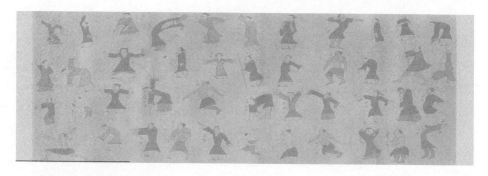

---

❶ 校本皆无此序。

校正素问精要宣明论方分门科类^❶

---

❶ 此目录校本皆无。

宣明论方诸药炮爁炙煿例[1]

　　大凡用熟干地黄不得以生地黄代之；芒硝不得以消代之；阿胶散汤沸用，丸炙用；麻黄去节根；官桂去粗皮；厚朴去粗皮，生姜制；桃杏仁去双仁、皮尖，麸炒；大黄酒洗蒸浸；附子去皮脐，炮制；麦门冬去心；巴戟天去心；半夏汤洗七次，去滑或生姜制用；羚羊角镑屑；甘草去皮炙；枳实去瓤；枳壳去瓤；肉苁蓉酒浸；牛膝酒浸；菟丝子酒浸；吴茱萸温水淘，去浮；当归去芦头；人参去芦头；柴胡去苗；诃子取肉；青皮汤浸去白皮；红皮汤浸去白；茯苓去黑皮；猪苓去泥沙；黄芩去苗；天麻去苗；乳香别研；龙脑别研；麝香别研；雄黄飞研；干姜炮；防风去芦头；桑螵蛸酒爁；蝉壳洗；缩砂取仁；蝎酒浸；细辛去果洗土；独活去苗；羌活去苗；天南星酒黄；藁本剉洗；何首乌剉洗；社[2]仲剉炒；威灵仙去土；舶上茴香炒黄；白蒺藜爁；京三棱煨熟；马蔺花醋爁；紫菀去苗；皂角去皮炙；巴豆新瓦上去油；鳖甲醋炙黄；狗脊去毛；益智去皮；肉豆蔻面裹煨熟去皮；远志去心；贝母炒；生姜瓜蒌实皆切用；晋枣擘开及竹叶、粳米等并约多少煎药时旋入；胶饴稠饧也、芒硝、麝香、阿胶皆成汤去滓后再煎一二沸匀服之。

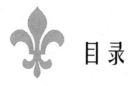

目录

卷第一

黄帝曰：善言天者，必验于人；善言古者，必合于今；善言人者，必厌于己。如道不惑，所谓明也。余问夫子，言而可知，视而可见，扪而可得，今验于发蒙解惑，可得闻乎？岐伯稽首对曰：何道之问也，天覆地载，万物悉备，莫贵于人，人以天地之气生，四时之法成。君王宰职，黎庶尽欲全形，贵贱虽殊，宝命一矣。好生恶死者，是世人之常也。若人有患，如救水火，莫待留淫日深，着于骨髓，所以难矣。

《素问》诸证略备具题

煎厥之状，阳气烦劳精绝，辟积于夏，致目盲不可视，耳闭不可听。薄厥之状，阳气大怒形气绝，而血菀于上。腹❶胀飧泄，寒热不散，升降上下。颓疝心掣，寒多下坠，以为诸疝，心热内掣。阴阳之结，四肢浮肿，便血不已。蛊瘕之病，肾气不足，冤热筋急，白液出，跳掣也。膀胱不利，致三焦约而遗溺，肾精不足，强上冥视，唾之若涕，恶风振寒，为之劳风。虽近衣絮，荣虚卫实，名曰肉苛。心移寒于肺，则肺消。肺移寒于肾，为涌水。心移热于肺，为膈消。胆移热于脑，为肺渊。膀胱移热于小肠，为口糜。大肠移热于胃，为食㑊。热盛则阳络溢，阳络溢为衄蔑。醉以入房，气竭肝伤，大脱其血，月事衰少，名曰血枯。蕴热怫郁，生于诸风。寒湿风之二气，杂合而为诸痹。宗筋弛

---

❶ 腹：校本皆作"膜"。

1

纵，发为白淫。热聚胃口而不散行，故胃脘为痛。面色白黑，所谓疹筋。口苦积热，名之胆瘅。肾虚内夺，则为喑痱。血气竭少，令人解㑊。腹满不食，寒中肠泄，斯病鹜溏。腰股痛发，胕肿不便，寒生濡泄。聊叙此证，不能备举。

煎厥证主热。阳气烦劳积于夏，令人热厥，目盲不可视，耳闭不可听也。人参散主之，治煎厥，气逆，头目昏愦，听不闻，目不明，七气善怒。

人参　远志去心　赤茯苓去皮　防风去苗，各二两　芍药　麦门冬去心　陈皮去白　白术各一两

上为末，每服三钱，水一盏半，煎至八分，去滓温服，不计时候。

薄厥证主肝。阳气大怒则形气绝，而血脉菀于上，令人薄厥于胸中也。赤茯苓汤主之，治薄厥，暴怒，怒则伤肝，气逆，胸中不和，甚则呕血、衄血也。

赤茯苓去皮　人参　桔梗　陈皮各一两　芍药　麦门冬去心　槟榔各半两

上为末，每服三钱，水一盏，生姜五片，同煎至八分，去滓温服，不计时候。

飧泄证主冷。清气在下，则生飧泄，清浊交错，食不化而清谷出矣。白术汤主之，治飧泄，风冷入中，泻痢不止，脉虚细，日夜数行，口干腹痛不已。

白术　厚朴生姜制　当归去苗　龙骨各一两　艾叶半两，炒熟

上为末，每服三钱，水一大盏，生姜三片，同煎至八分，去滓，空心温服。

䐜胀证主心腹。浊气在上，则生䐜胀，此阴阳反则气结不散，胀满常如饱矣，吴茱萸汤主之。治䐜胀，阴盛生寒，腹满䐜胀，常常如饱，不欲饮食，进之无味。

吴茱萸汤洗，炒　厚朴生姜制　官桂去皮　干姜炮，各二两　白术　陈皮去白　蜀椒出汗，各半两

上为末，每服三钱，水一大盏，生姜三片，同煎至八分，空心去滓，温服。

风消证主心脾。二阳之病心脾，不得隐曲，女人月水病血不流，脾病食不化，风胜真气消。黄芪羌活散主之，治心脾受病，精血虚少，气力乘之，日益消矣。

黄芪一两半，去芦头　羌活　石斛　防风　枳壳麸炒，去瓤　人参　生地黄　牡蛎烧　黑附子炮　茯苓去皮　五味子　牛膝酒浸，各一两　续断半两　地骨皮三分

上为末，每服三钱，水一大盏，煎至八分，去滓温服，不计时候，日进三服。

心掣证主心。一阳发病，少气嗽泄，三焦不利，上咳下泄，心火不宁，其动若掣，调中散主之。治心掣不定，胸中刺，气痞壅，上若咳嗽，下若泄痢。

白术　官桂一两半　干姜炮　当归　人参　赤茯苓去皮　五味子　甘草炙，各一两

上为末，每服三钱，水一大盏，煎至八分，温服，去滓，稍热，日二服，临卧。

风厥证主脾胃。二阳一阴病，发惊骇，背痛，噫欠，冷风厥于胃土肝木，为木克土，风胜湿，不制肾水，故令上逆。远志散主之，治风厥多惊，背痛，善噫善欠，志意不乐。

远志去心　人参　细辛去苗　白茯苓去皮　黄芪去芦头　官桂各一两半　熟干地黄焙　菖蒲　白术　防风各半两

上为末，每服一钱至二钱，温酒调下，食前，日三服。

结阳证主四肢。疮胫肿，四肢热胜则肿。四肢者，谓诸阳之本。阳结者，故不行于阴府，阳脉不行，故留结也。犀角汤主之，治结阳，四肢肿满，热菀不散，或毒攻注，大便闭涩。

犀角屑　玄参　连翘　柴胡去苗，各半两　升麻　木通各三钱　沉香剉　射干去毛　甘草炙，一分　芒硝　麦门冬去心，一两

上为末，每服三钱，水一大盏，同煎至八分，食前去滓

温服。

厥疝证主腹痛。脉至太虚，积气腹中，隐而难见。脉沉使脾弱，寒于肢膜，气厥逆也。吴茱萸加减汤主之，治厥疝腹中冷痛，积气上逆，致令阴冷于肢膜。

吴茱萸二两，汤洗，炒　川乌头炮，去皮脐　细辛去苗，各三两　良姜　当归　干姜炮　官桂各一两

上为末，每服二钱，水一盏，同煎至七分，去滓温服，日三服。

结阴证主便血结阴。便血一升，再结二升，三结三升。以阴气内结，故不得通行，血气无宗，渗入肠下，致使渐多。地榆汤主之，治阴结，下血不止，渐渐极多，腹痛不已。

地榆四两　甘草三两，半炙半生　缩砂仁七枚，每服可加为妙

上为末，每服五钱，水三盏，缩砂同煎至一半，去滓，温服。

解㑊证主肾实。冬脉太过，缓而涩，肾实精不运，解者缓㑊，疑寒热之类也。利肾汤主之，治解㑊春脉动，气痛气乏，不欲言，此为肾元有余矣。

泽泻　生地黄　赤茯苓去皮，各一两半　槟榔　麦门冬去心　柴胡　枳壳麸炒，去瓢　黄芩去朽，一两　牛膝去苗，酒浸，各一两

上为末，每服三钱，水一盏半，煎至七分，去滓温服，无时。

胃疸证主胃热。食已如饥，胃热能消谷，阳明脉终，心火上行，心增烦，身黄，小便赤涩也。茯苓加减汤主之，治胃疸积热，食已辄饥，面黄瘦，胸满胁胀，小便闭赤。

赤茯苓　陈皮去白　泽泻　桑白皮剉，各三两　赤芍药　白术各四两　人参　官桂各二两　石膏八两　半夏六两，汤洗，生姜制，焙

上为末，每服三钱，水一盏，生姜十片，同煎至八分，去滓，不计时候。如病甚者，加大黄、朴硝各二两。

蛊病证主脾风。脾风传肾，一名疝气，小腹痛热出白液，名

曰蛊。《左传》云，以丧志名为蛊，病乃真精不守也。大建中汤主之，治蛊病，小腹急痛，便溺失精，溲而出白液。

黄芪　远志去心　当归　泽泻各三两　芍药　人参　龙骨　甘草炙，各二两

上为末，每服三钱，水一盏，生姜五片，煎至八分，去滓温服，不计时候。

瘛病证主筋急。蛊腹痛，肾传心，筋脉相引而急，精液少，筋脉不荣灌而引急。建中加减汤主之，治瘛，筋病相引而急，及五劳七伤，小便数，腹痛难立。

人参　甘草炙　官桂　白茯苓去皮　当归　附子炮　厚朴生姜制，各一两　龙骨　黄芪剉　麦门冬　白芍药　生地黄各四两

上为末，每服三钱，水一盏半，生姜五片、枣一枚、饧少许，煎至一盏，温服，去滓。

劳风证主诸风。发在肺下，病强上冥视，涕，恶风，劳肾，脉入肺中，振栗，故俛仰成劳。芎枳丸主之，治劳风，强上冥视，肺热上壅，唾稠，喉中不利，头目昏眩。

川芎　枳壳麸炒，去瓤，各等份

上炼蜜为丸，如桐子大，每服十丸，温水送下，食后，日进三服。

痹气证主阳虚阴实。身非衣寒，中非受寒气。痹者气血不行，如从水中出，不必寒伤而作也。附子丸主之，治痹气中寒，阳虚阴盛，一身如从水中出。

附子炮　川乌头炮，二味通剉，炒少黄色入药　官桂　蜀椒　菖蒲　甘草炙，各四两　骨碎补炒　天麻　白术各二两

上为末，炼蜜为丸，如桐子大，每服三十丸，温酒下，空心食前，日进三服。

骨痹证主肾弱。身寒，大衣不能热，肾脂气涸不行，髓少筋弱冻栗，故挛急。附子汤主之，治肾脏风寒湿，骨痹腰脊疼，不得俛仰，两脚冷，受热不遂，头昏耳聋音浑。

附子炮　独活　防风去苗　川芎　丹参　草薢　菖蒲　天麻
官桂各一两　当归一两　黄芪　细辛去苗　山茱萸　白术　甘菊花
牛膝酒浸　甘草炙　枳壳麸炒，去瓤，各半两

上为末，每服三钱，水一盏半，生姜五片，煎至七分，去滓
温服，不计时候，日进三服。

肉苛证主荣虚胃寒。近衣絮，尚苛也。荣气虚则不仁，其证痛
重为苛也。前胡散主之，治荣虚卫实，肌肉不仁，致令痛重，名
曰肉苛，虚其气。

细辛去苗　前胡去苗　白芷剉　官桂　白术　川芎各三两　川
椒去目、闭口者，生用，二钱　吴茱萸汤洗，炒　附子炮　当归去苗，
各二两

上剉捣，以茶酒三升匀拌，同窨一宿，以炼成猪脂膏五斤入
药，微煎，候白芷黄紫色，漉去滓，成膏。病在处摩之，病以
热，调此药樱桃大，癥瘕疮痍皆治，并去诸风疮痒疼痛，伤折坠
损，故摩内皆可用之，妙。

肺消证主心肺。心积寒于肺，肺消，饮少溲多，当补肺平心，
死而可治，乃心肺为贼也。黄芪汤主之，治肺消，饮少溲多，补
肺平心。积寒在肺痿劣。

黄芪三两　五味子　人参　麦门冬　桑白皮剉，各二两　枸杞
子　熟地黄各一两半

上为末，每服五钱，水二盏，煎至一盏，去滓温服，无时。

涌水证主水病。肺移寒于肾，名曰涌水，其证如溢囊裹里
浆，或遍身肿满，按腹不坚，疾行则濯濯有声，或咳喘不定。葶
苈丸主之，治涌水，腹满不坚，如溢囊裹浆，疾行则濯濯有声。

葶苈纸炒　泽泻　椒目　桑白皮剉　杏仁去皮，麸炒　木猪苓
去黑皮，各半两

上为细末，炼蜜和丸，如桐子大，每服二十丸，葱白汤下，
不计时候，以利为度。

膈消证主肺门。心移热于肺，名曰膈消，二者上膈有热，久
则引饮为消渴耳。麦门冬饮子主之，治膈消，胸满烦心，津液燥

少，短气，多为消渴。

麦门冬二两，去心　瓜蒌实　知母　甘草炙　五味子　人参
生地黄　葛根　茯神以上各一两

上为末，每服五钱，水二盏，竹叶数片，同煎至一盏，去滓
温服食后。

口糜证主口涩。膀胱移热于小肠，膈肠不便，上为口糜。心
胃壅热，水谷不化，转下小肠。柴胡地骨皮汤主之，治口糜，生
疮损烂，小肠有热，胀满不便，宜服之。

柴胡去苗　地骨皮各等份

上为末，每服三钱，水一大盏。煎至八分，去滓，食后。如
有病人大假实者，加大黄、朴硝，可泄热甚。

伏瘕证主女病大肠。大肠、小肠遗热，名瘕，津液耗散，不能
滑利，菀结而大肠闭涩。槟榔丸主之，治大肠有遗热，津液壅
滞，腹痛闭涩，名曰伏瘕证。

槟榔　大黄剉，炒　枳壳麸炒，去瓤，各二两　桃仁去皮尖，炒
大麻仁另研　木香各一两

上为末，炼蜜和丸，如梧桐子大，每服十丸至十五丸，温酒
下，不计时候，温水亦得。

食㑊证主胃病。大肠移热于胃，善食而瘦，或胃热遗于胆，
能食善饮，木胜土也。参苓丸主之，治食亦，胃中结热，消谷善
食，不生肌肉，此名食亦。

人参　赤茯苓　菖蒲　远志　地骨皮　牛膝酒浸，各一两

上为末，炼蜜为丸，如桐子大，每服十丸至十五丸，米饮
下，不计时候。

鼻渊证主鼻门。胆移热于脑，则辛频鼻渊，浊涕不止，如涌
泉不渗而下，久不已，衄血为患。防风汤主之，治鼻渊脑热，渗
下浊涕不止，久而不已，必成衄血之疾。

防风去苗，一两半　黄芩　人参　甘草炙　川芎　麦门冬去心，
各一两

上为末，每服二钱，沸汤点之，食后服，日三服。

衄蔑证主失血。胆受胃热，循脉而上于脑，阳络溢，血妄行，在鼻空蔑目瞑。定命散治胆受热，血妄行，鼻中衄蔑并血汗不止。

朱砂　水银　麝香各等份

上为末，每服半钱，新汲水调下，不计时候如引药，看老幼虚实加减。

臌胀证主胃病气逆。病有心腹胀满，旦食不能暮食，致令胃逆不散，大肠不传逆满。鸡屎醴散治臌胀，旦食不能暮食，痞满古法用此，可择焉。

大黄　桃仁　鸡屎醴干者，等份

上为末，每服一钱，水一盏，生姜三片，煎汤调下，食后，临卧。

血枯证主妇人血病。年少醉入房室，气竭肝伤，故经衰少不来，肝伤则血涸，脾胃相传，大脱其血，目眩心烦，故月事不来也。乌鱼骨丸主之，治血涸，胸胁交满，妨饮食，变则闻腥臊之气，唾血，出清，前后泄血。

乌贼鱼骨　蒉茹各一两

上为末，雀卵不拘数，和成剂，丸如小豆大，每服五丸至十丸，煎鲍鱼汤下。食后，日三服，食压之。

伏梁证主心积。若梁之伏隐也，居脐上逆，脐下顺，不可移动，为水溺涩，故有二等。鳖甲汤主之，治伏梁积气，心下如臂，痞痛不消，小便不利。

鳖甲去裙栏，醋炙黄色　京三棱　大腹子皮　芍药　当归　柴胡去苗　生地黄各一两　官桂　生姜各三分，切作片子，焙干

上为末，每服三钱，水一大盏，入生姜、木香半钱，同煎至八分，去滓，空心温服。

喑痱证主肾虚。内夺而厥，舌喑不能言，二足废不为用，肾脉虚弱，其气厥不至，舌不仁。经云，喑痱，足不履用。音声不出者，地黄饮子主之，治喑痱，肾虚弱厥逆，语声不出，足废不用。

熟干地黄　巴戟去心　山茱萸　肉苁蓉酒浸，焙　石斛　附子
炮　五味子　官桂　白茯苓　麦门冬去心　菖蒲　远志去心，等份

上为末，每服三钱，水一大盏，生姜三片，枣一枚，薄荷，
同煎至八分，食后温服。

厥逆证主心痛。膺肿颈痛，胸满腹胀，上实下虚，气厥而逆，
阳气有余，郁于胸也，不可针灸，宜服顺气汤液，小茯苓汤主
之。治厥逆病，三焦不调升降，胸膈膺肿，胸满腹胀，冷气冲注
刺痛。

赤茯苓去皮　人参　陈皮去白　桔梗剉，炒，各等份

上为末，每服三钱，水一盏半，生姜五片，同煎至八分，去
滓，不计时候。

风成寒热证主风。因于露风，寒热之始腠理，次入胃，食不
化，热则消中，寒栗振动也。解风散主之，治风成寒热，头目昏
眩，肢体疼痛，手足麻痹，上膈壅滞。

人参　川芎　独活　甘草　麻黄去节，汤洗，焙，各一两　细
辛去苗，半两

上为末，每服三钱，水一盏半，生姜五片，薄荷叶少许，同
煎至八分，不计时候。

风成寒中证主风。风气与阳明入胃，循脉而上至目眦，津液
所生，此为泣也。当归汤主之，治风邪所伤，寒中，目泣自出，
肌瘦，泄汗不止。

当归　人参　官桂各三钱　干姜炮　白术　白茯苓　甘草
川芎　细辛去苗　白芍药各半两　陈皮一两，去白

上为末，每服三钱，水一盏半，生姜三片，枣二枚，同煎至
八分，去滓热服，不计时候，并三服。

风成热中证主风。风气与阳明入胃，循脉而上目眦，肥人气
不外泄为热中，目黄之病也。青龙散主之，治风气，邪传化腹
内，瘀结而目黄，风气不得泄为热中，烦渴引饮。

地黄　仙灵脾　防风去苗　何首乌去黑皮，泔浸一宿，竹刀子

切，焙，各一分　荆芥穗—两

上为末，每服一钱，沸汤点调下，食后，日三服。

脑风证主风气。气循风府而上，则为脑风，顶背怯寒，脑户极冷，以此为病矣。神圣散主之，治脑，邪气留饮不散，顶背怯寒，头疼不可忍。

麻黄去节　细辛去苗　干蝎生一半、炒一半　藿香叶各等份

上为末，每服二钱，煮荆芥、薄荷，酒调下，茶亦得，并血风。

又一方，治脑风，邪气留饮，头疼不可忍者，用远志末不以多少，于鼻中嗜，与痛处柔之，相兼前药可用也。

首风证主新沐。中风则为首风，头面多汗，恶风，当先一日甚，至其风日则少愈，大川芎丸主之。治首风，旋晕眩急，外合阳气，风寒相搏，胃膈痰饮，偏正头疼，身拘倦。

川芎—斤　天麻四两，郓州者

上为末，炼蜜为丸，每两作十丸，每服一丸，细嚼，茶酒下，食后。

又方：茶酒调散，治一切诸风，痰壅目涩，昏眩头疼，心愦烦热，皮肤痛痒，并风毒壅滞。清爽神志，通和关窍，消恶汗。

石膏别为细末　菊花　细辛去苗　香附子去须，炒，各等份

上为末，每服二钱，温茶酒调下，食后，日三服。

目风眼寒证主眼门。风入系头则血脉凝滞，不能上下通流于目，令风寒客之，风眼寒也。石膏散主之，治目风眼寒及偏正头痛，夹脑风，鼻出清涕，目泪，疼痛不已。

石膏二两，炭火烧，研细末　川芎—两　甘草半两，炙

上为末，每服一钱，葱白、好茶同煎汤调下，食后，日二服。

漏风证主酒风。饮酒中风或汗多不可单衣，食则汗出，如此之漏，久不治，为消渴疾，牡蛎白术散主之，治漏不久，虚风多汗，食之汗出如洗，少者瘘劣。

牡蛎三钱，烧赤　白术—两一分　防风二两半

上为末，每服一钱，温水调下，不计时候。如恶风，倍防风、白术；如多汗面肿，倍牡蛎。

胃风证主风。因于失衣，风感之，颈汗多，恶风，食膈塞不通，寒则胃泄，腹满气不通，大豆蔻丸、胃风汤主之，治胃风，颈多汗，恶风，饮食不下，小腹善满，失衣则膜胀，食塞则泻，形瘦。

肉豆蔻　草豆蔻　陈皮　独活　薏苡仁　人参　川芎各半两羌活　防风　桔梗　甘草炙　木香各一两

上为末，炼蜜为丸，如梧桐子大，每服四十丸，米饮下，不计时候，日进三服。

胃风汤　治风冷乘虚，入客肠胃，水谷不化，腹胁虚满疠痛，及肠胃泄毒，或下瘀血。

人参　白茯苓去皮　川芎　官桂　当归去苗　白芍药　白术以上各等份

上为末，每服二钱，水一大盏，入粟米百余粒，同煎至七分，去滓热服，空心，食前服此药与豆蔻丸为表里也。

行痹证主痹。风寒湿三气而合为痹，风气胜者行痹，上下左右无留，随所至作。防风汤主之，治行痹，行走无定。

防风　甘草　当归　赤茯苓去皮　杏仁去皮，炒熟　桂以上各一两　黄芩　秦艽　葛根各三钱

上为末，每服五钱，酒、水合二盏，枣三枚、生姜五片，同煎至一盏，去滓温服。

痛痹证主痹。寒胜者为痛痹，大宜宣通，阴寒为痛，宜通气温经而愈矣。茯苓汤加减治痛痹，四肢疼痛，拘倦浮肿。

赤茯苓去皮　桑白皮各二两　防风　官桂　川芎　芍药　麻黄去节，各一两半

上为末，每服五钱，水一盏，枣一枚，煎至八分，去滓温服，以姜粥投之，汗泄为度，效矣。

着痹证主痹。湿气胜着为着痹，湿地水气气重，着而不去，多汗而濡者，茯苓川芎汤主之。治着痹留注不去，四肢麻，拘挛

浮肿。

赤茯苓　桑白皮　防风　官桂　川芎　麻黄　芍药　当归
甘草炙，各等份

上为末，每服二钱，水二盏，枣三枚，同煎至一盏，去滓，
空心温服。如欲吐汗，以粥投之。

周痹证主痹。《黄帝针经》云，在血脉之中随上下，本痹不
通，今能上下周身，故以名之。大豆蘗散主之，治周痹注，五脏
留滞，胃中结聚。益气出毒，润皮毛，补肾气。

大豆蘗一斤，炒香熟

上为末，每服半钱，温酒调下，空心，加至一钱，日三服。

胞痹证主膀胱。小腹膀胱，按之内痛，若沃以汤，涩于小便，
上为清涕。太阳直行从巅入循于脑，气下灌于鼻，时出清涕不
止。肾着汤主之，治胞痹，小便不利，鼻出清涕者。

赤茯苓去皮　白术各四两　甘草三两，炙　干姜二两，炮

上为末，每服五钱，水二盏，煎至一盏，去滓温服，日
三服。

肠痹证主痹。虽多饮不得溲，不成大便，使糟粕不化，故气
喘争而飧泄也。木香丸治肠痹，发胀疞痛，时腹飧泄，食不消
化，小便秘涩。

木香　白术　官桂　芜荑　良姜　诃子皮以上各一两　附子
炮，去皮　厚朴生姜制　肉豆蔻各二两　干姜三分　甘草半两，炙

上为末，曲面糊为丸，如梧桐子大，每服二十丸，生姜汤
下，空心。

热痹证主痹。阳气多阴气少，阳遭其阴寒故痹。脏腑热，燔
然而闷也。升麻汤主之，治热痹，肌肉热极，体上如鼠走，唇口
反纵，皮色变，兼诸风皆治。

升麻三两　茯神去皮　人参　防风　犀角镑　羚羊角镑　羌活
各一两　官桂半两

上为末，每服四钱，水二盏，生姜二块、碎，竹沥少许，同

煎至一盏，温服，不计时候。

白淫证主虚劳。思想无穷，所愿不得，意淫于外，入房太甚，筋纵发为筋痿及为白淫，太过者，白物为淫，随溲而下，故为劳弱。秘真丸治白淫小便不止，精气不固及有余沥，或梦寐阴人通泄耳。

龙骨一两，另研　诃子皮五枚，大者　缩砂仁半两，去皮　朱砂一两，研细，一分为衣

上为末，面糊为丸，如绿豆大，每服一丸，空心，温酒下，冷水亦得，不可多服。大秘，葱白汤、茶下。

胃脘壅证主痈门。胃脉沉细，阳气不得下通，寒高阳热聚胃口，腐坏成脓矣。射干汤治胃脘壅如瘕，身皮甲错❶，嗽脓血，荣卫不流，热聚胃口成痈。

射干去毛　栀子仁　赤茯苓去皮　升麻各一两　赤芍药一两半
白术半两

上为末，每服五钱，水二盏，煎至一盏，去滓，入地黄汁一合、蜜半合，再煎，温服，不计时候。

阳厥证主诸气。怒狂者，生于阳也，阳胜则气逆，狂怒上气，夺食即已，食入于阴养于阳，则平其气，若阳胜气逆，多怒。羚羊角汤主之，治阳厥，气逆多怒，而颈脉腹效已，食阴养于阳，平其气。

羚羊角　人参各三两　赤茯苓二两，去皮　远志去心　大黄炒，各半两　甘草一分，炙

上为末，每服三钱，水一盏半，煎至八分，去滓，温服，不计时候。

新补又方，治阳厥，若除烦下气，铁落为饮，铁浆汤饮之，食后并服。

息积证主腹心。病胁下满，逆气不已，气聚胁下，息而不消，积而不散，气元在胃，妨饮食，不可针灸，宜导引、服药尔。白

---

❶　胃脘壅如瘕，身皮甲错：校本皆作"胃脘痈，人迎脉逆而甚"。

术丸治息积，胁下气逆妨闷，喘息不便，呼吸引痛不已。

白术　枳实　官桂各一两半　人参二两　陈皮　桔梗醋炒　甘草各一钱

上为末，炼蜜为丸，如梧桐子大，每服二十丸，温酒下，日三服。

疹筋证主肝。人有尺脉数甚，筋急而见，腹必急，数亦为虚，筋见以名耳。柏子仁散主之，治疹筋，肝虚生寒，脉寒数，筋急，腹胁痞闷，筋见于外《圣惠方》中十五味柏子仁丸亦治。

柏子仁　茯苓　防风　细辛　白术　官桂　枳壳　川芎以上各三两　附子　当归　槟榔各半两

上为末，每服三钱，水一盏半，生姜三片，枣二枚，同煎至八分，去滓温服，不计时候。

厥逆头疼证主胃。肾虚犯大寒，头痛齿亦痛，痛之甚数不已者是也。以天南星丸主之，治厥头痛及齿痛骨寒，胃脉同肾脉厥逆，头痛不可忍之。

天南星炮　硫黄研　石膏研　硝石研，各等份

上为末，面糊为丸，如梧桐子大，每服二十丸，温酒下，空心，日午临卧服。

胆瘅证主肝。谋虑不决，胆虚，气上冲口中，上溢则口苦，是清净之府，浊扰之气上溢。益胆汤主之，治胆瘅，肝虚热，气上冲，口中常苦，泄热不已，脏腑固虚致然。

黄芩去朽　甘草炙，各二两　人参二两　官桂一两　苦参　茯神各半两

上为末，每服三钱，水一盏，煎至八分，去滓温服，不计时候。

濡泄证主脾。《内经》云：湿胜则濡泄，《甲乙经》云：寒客生濡。胃泄如随气而下利。豆蔻散主之，治濡泄不止，寒客于脾胃，故伤湿而腹痛，滑利不止。

肉豆蔻五个　甘草炙　厚朴各等份

上为末，每服二钱，米饮一盏调下，食前，白汤亦得。

鹜溏证主利。脾虚风冷阴盛，糟粕不化，大便黄黑如鹜溏，或大肠有寒也。吴茱萸丸治鹜溏，泄泻不止，脾虚胃弱，大肠有寒，大便青黑或黄利下。

吴茱萸汤洗，炒　干姜　赤石脂　陈曲炒熟　当归焙　厚朴各三钱

上为末，炼蜜为丸，如桐子大，每服三十丸，温米饮下，空心服。

三焦约证主大小肠。小腹痛，不得大小便，邪气入客，约而不行，故谷气不得通也。枳壳丸主之，治三焦约，调顺三焦气脉，消痞滞，利胸膈，治风，通大小便。

陈皮一两　槟榔半两　枳壳二两　牵牛四两，一半生、一半熟，捣，取头末一两半，余不用　木香一分

上为末，炼蜜为丸，如桐子大，每服十五丸，生姜汤下，食后，日三服。

胃寒肠热证主胃。胃寒主收，水谷不化，泄泻，寒之气在上，肠热之气在下，故胀而泄。妙应丸主之，治胃寒肠热，水谷不化，腹胀痞满，泻利不已。

川乌头去尖，半两　栀子仁　干姜生，各一分

上为末，生姜汁面糊为丸，如梧桐子大，每服五丸，温酒下，食前，日进二服。

胃热肠寒证主胃。胃热则消谷善食而饥，肠寒则血凝脉重，小便痛，痛而胀。青橘皮丸又前胡木香散亦治胃热肠寒，善食而饥，便溺小腹而胀痛，大便或涩。

青皮　京三棱　黄连　蓬莪术炮，各一两　巴豆霜一分

上为末，面糊为丸，如绿豆大小，每服三丸至五丸，茶酒下，食后。少与之，不可多也。

控睾证主小肠。《甲乙经》云：小肠病，结于腰上而不下，痛冲心肺，邪所系也。茴香楝实丸主之，治小肠病结上而不下，痛冲心肺。

茴香_炒 棟实_{麸炒，去核} 石茱萸 陈皮 马楝花_{醋炒，各一}两 芫花_{醋炒，半两}

上为末，醋面糊为丸，如桐子大，每服十丸至二十丸，温酒下，空心，食前。

阴疝证_{主男病}。足厥阴之脉，环器，抵小腹，肿或痛，肾虚寒，水涸竭，泻邪补脉为治。蒺藜汤主之，治阴疝，牵引少腹痛，诸厥疝，即阴疝也，喜欲劳痛，不可忍之。

蒺藜_{去角，炒} 附子_{炮，去皮脐} 栀子_{以上各一两}

上为末，每服三钱，水一盏半，煎至六分，去滓，食前温服。控睾证，茴香楝实丸亦治此证。

诸痹证_{主风}。痹乃风寒湿三气相合而为痹。风者百疾之长，善行数变，当汗恶风，目瞤胁痛，或走注四肢，皮肤不仁，屈伸不变。升麻前胡汤主之，治肝风虚所中，头痛目眩，胸膈壅滞，心烦痛，昏闷，屈伸不便。

升麻 前胡_{一两半} 玄参 地骨皮_{各一两} 羚羊角 葛根_{各二}两 酸枣仁_{一钱}

上为末，每服三钱，水一盏半，煎至八分，去滓，再煎三五沸，食后温服，如行五六里，更进一服。

心疝证_{主心痛}。心脉急，小腹有形，心不受邪，必传于腑，故小腹有形，心气逆不顺，当痛不已。当兼心气，治不止，为有寒邪所中。木香散主之，治心疝，小腹痛，闷绝不已者。

木香 陈皮_{各一两} 良姜 干姜 诃子皮 赤芍药 枳实_{各半}两 草豆蔻 川芎 黑牵牛_{各三两}

上为末，每服二钱，水一盏，煎至七分，去滓温服。

四圣散 治肾脏风，并一切癣。

白附子 白蒺藜 黄芪 羌活_{各等份，生用}

上为末，每服二钱，盐汤调下，空心，日进三服。久癣不差，至十日大愈。

赴筵散 治口疮不已者。

密陀僧　黄柏　青黛各等份

上同研为细末，每用干掺于疮上，不经三二日愈。

诃子汤　治失音不语者。

诃子四个，二个炮、二个生　桔梗一两，半炙、半生　甘草二寸，半炙、半生

上为细末，每服二钱，用童子小便一盏，同水一盏，煎至六七沸，温服，甚者不过三服即愈。

卷第二

风论

《素问》云：诸风掉眩，强直肢痛，软戾里急筋缩，皆足厥阴风木之位，肝胆之气也风者，动也；掉者，摇也。所谓风气甚而头目眩运，由风木王则是金衰不能制木，而木能生火，故风火多为热化，皆阳热多也。风为病者，或为寒热，或为热中，或为寒中，或为厉风，或为偏枯，或为腰脊强痛，或为耳鸣鼻塞。诸证皆不俱，其病各异，其名不同。经云，风者，善行数变。腠理开则洒然寒，闭则热而闷。风气俱入，行于诸脉分肉之间，与卫气相干，其道不利，致使肌肉愤䐜而有疡也。卫气所凝而不行，故其肉有不仁也。分肉之间，卫气行处，风与卫气相搏，俱行肉分，故气道涩而不利。气道不利，风热内郁，卫气相持，肉膹䐜而疮出。卫气被风郁，不得传偏，升凝而不行，则肉不仁也。谓皮肉痛而不知寒热痛痒，如木石也。经曰：风者，百病之首也。其变化乃为他病无常，皆风气所发也。

以四时五运六气，千变万化，冲荡推击无穷，安得失时而绝也。故春甲乙伤于风者，为肝风；夏丙丁伤于风者，为心风；季夏戊己伤于风者，为脾风；秋庚辛伤于风者，为肺风；冬壬癸伤于风者，为肾风。

风中五脏六腑，自俞而入，为脏腑之风。肺风之状，多汗恶风色白，时嗽，短气，昼则微，暮则甚；心风之状上同，善怒色赤，病甚则言不可快；肝风善悲，色微苍，嗌干善怒，时憎女子；脾风，身体怠惰，四肢不收，色薄微黄，不嗜饮食；肾风，面瘟而浮肿，脊痛不能正立，其色炲，隐曲不利。又曰，风寒热诸疾之始生也，人之脏腑皆风之起，谓火热阳之本。《内经》：曲直动摇，风之用也；眩晕呕吐，谓风热之甚也。夫风热怫郁，风大生于热，以热为本，而风为标，风言风者，即风热病也。气壅滞，筋脉拘倦，肢体焦痿，头目昏眩，腰脊强痛，耳鸣鼻塞，口苦舌干，咽嗌不利，胸膈痞闷，咳呕喘满，涕唾稠黏，肠胃燥热涩，便溺淋闭，或夜卧寝汗，咬牙睡语，筋惕惊悸，或肠胃怫郁结，水液不能浸润于周身，而但为小便多出者；或湿热内余，而时有溏泄者；或因亡液而成燥淋闭者，或因肠胃燥郁，水液不能宣行于外，反以停湿而泄；或燥湿往来，而时结时泄者；或表之阳和正气卫气是也与邪热相合，并入于里，阳极似阴而战烦渴者表气寒故战，里热甚则渴；或虚气久不已者经言：邪热与卫气并入于里，则寒战也，并出之于表，则发热，并则病作，离则病已；或风热走注，疼痛麻痹者；或肾水真阴衰虚，心火邪热暴甚而僵仆；或卒中久不语；或一切暴喑而不语，语不出声；或喑风痫者；或洗头风，或破伤，或中风，诸潮搐，并小儿诸疳积热；或惊风积热，伤寒疫疠不能辨者；或热甚怫结而反出不快者；或热黑陷将死；或大人小儿风热疮疥及久不愈者；或头生屑，遍身黑黧，紫白斑驳；或面鼻生紫赤，风刺瘾疹，俗呼为肺风者；或成风疠，世传为大风疾者；或肠风痔漏。并解酒过热毒，兼解利诸邪所伤，及调理伤寒。已发汗，头项身体疼痛者，并两感诸证，兼治产后血液损虚，以致阴气衰残，阳气郁甚，为诸热证，腹满涩痛，烦渴喘闷，谵妄惊狂；或热极生风，而风热燥郁，舌强口噤，筋惕肉𥆧，一切风热燥证，郁而恶物不下，腹满撮痛而昏者恶物过多而吐者，不宜服之，兼消除大小疮及恶毒，兼治堕马打扑，伤损疼痛；或因而热结，大小便涩滞不通，或腰腹急痛，腹满喘闷者。

防风通圣散

防风　川芎　当归　芍药　大黄　薄荷叶　麻黄　连翘　芒硝盆硝是，以上各半两　石膏　黄芩　桔梗各一两　滑石三两　甘草

二两　荆芥　白术　栀子<small>各一分</small>

上为末，每服二钱，水一大盏，生姜三片，煎至六分，温服。涎嗽，加半夏半两，制。

曹同知通圣散

防风　芍药<small>各二钱半</small>　甘草　滑石<small>各三两</small>　薄荷　黄芩　石膏　桔梗<small>各一两</small>　川芎　当归　大黄　麻黄　连翘<small>各半两</small>　荆芥<small>三钱半</small>　白术　山栀子<small>各一分</small>　<small>无芒硝、无缩砂</small>

崔宣武通圣散

防风　芍药　荆芥　当归　白术　山栀子<small>各一分</small>　川芎　大黄　薄荷　麻黄　连翘　黄芩　桔梗　缩砂<small>各半两</small>　甘草　石膏<small>各一两</small>　滑石<small>三两</small>

刘庭瑞通圣散

有缩砂，无芒硝，其余皆同。缘庭瑞于河间守真先生得师传之秘，从二年，始受于方，斯可取为端而明准，凭以用之，兼庭瑞以用治病百发百中，何以疑之，因录耳。以前药庭瑞临时以意加减，一依前法，嗽加半夏半两，生姜制。

防风天麻散

治风，麻痹走注，肢节疼痛，中风偏枯或暴喑不语，内外风热壅滞，解昏眩。

防风　天麻　川芎　香白芷　草乌头　白附子　荆芥穗　当归<small>焙</small>　甘草<small>各半两</small>　滑石<small>二两</small>　羌活

上为末，热酒化蜜少许，调半钱，加至一钱，觉药力运行微麻为度，或炼蜜为丸，如弹子大，热酒化下一丸或半丸<small>细嚼，白汤化下亦得</small>，散郁结，宣气通<small>如甚者，更服防风通圣散</small>。

犀角丸

治风痫，日发作有时，扬手掷足，口吐痰涎，不省人事，暗倒屈伸。

犀角<small>末，半两</small>　赤石脂<small>三两</small>　朴硝<small>二两</small>　白僵蚕　薄荷叶<small>各一两</small>

上为末，面糊为丸，如桐子大，每服二十丸至三十丸，温水下，日三服，不计时候。如觉痰多，即减丸数。忌油腻物。风痫病，目直卒中，口噤，背强如弓，卧摇动，手足搐搦<small>无汗名刚，为阳痉；有汗名柔，为阴痉</small>，通三一承气下之妙。

搜风丸 治邪气上逆，以致上实下虚，风热上攻，眼目昏眩，耳鸣鼻塞，头痛眩运，燥热上壅，痰逆涎嗽，心腹痞痛，大小便结滞。清利头面，鼻聪耳鸣，宣通血气。

人参　茯苓　天南星　薄荷叶各半两　寒水石　半夏各一两　蛤粉　黄芩　大黄各二两　牵牛　滑石各四两　藿香叶一分　干生姜　白矾生，各一两

上为末，滴水为丸，如小豆大，每服十丸，生姜汤下，加至二十丸，一日三服。

川芎石膏汤 治风热上攻，头目昏眩痛闷，风痰喘嗽，鼻塞口疮，烦渴淋闭，眼生翳膜。清神利头，宣通气血，中风偏枯，解中外诸邪，调理诸病劳复传染。

川芎　山栀子　芍药　荆芥穗　当归　黄芩　大黄　菊花　人参　白术以上各半两　石膏　防风　薄荷叶　连翘各一两　桔梗　寒水石各二两　甘草三两　滑石三两　缩砂仁一分

上为末，每服二钱，水一盏，煎至六分，去滓，食后，水调亦得。忌姜、醋、发热物。

川芎神功散 治风热上攻，偏正头痛，无问微甚久新，头面昏眩清神。

川芎四钱　甘草一分　川乌头　吴白芷　天南星　麻黄各半两

上为末，每服二钱，水一盏，生姜三片，煎至半盏，投清酒半盏避风。

换骨丹 治瘫痪中风，口眼㖞斜，半身不遂，并一切风痫、暗风并宜服下。颂曰：

我有换骨丹，传之极幽秘。

疏开病者心，扶起衰翁臂。

气壮即延年，神清自不睡。

南山张仙翁，三百八十岁。

槐皮芎木芷，仙人防首蔓。

十件各停匀，苦味香减半。

龙麝即少许，朱砂作衣缠。

麻黄煎膏丸，大小如指弹。

修合在深房，勿令阴犬见。

夜卧服一粒，遍身汗津满。

万病自消除，神仙为侣伴。

槐角子^{取子} 桑白皮 仙术 川芎 香白芷 威灵仙 人参 防风 何首乌 蔓荆子 苦参 木香 五味子 朱砂^研 龙脑^研 麝香^研

上为末，桑白单捣细，称以麻黄膏和就，杵一万五千下，每两分作十丸，每服一丸，以硬物击碎，温酒半盏浸，以物盖，不可透气，食后临卧，一呷咽之，衣盖覆，当自出汗即瘥。以和胃汤调补，及避风寒，茶下半丸，盖出汗。入膏时如稠，再入水少许煎动，入药唯少为妙，其麻黄膏不可多也。

麻黄膏 治中风不省人事，卒然倒地，刘先生快病法。

上须王相日、乙卯日采麻黄一秤拣去根一寸长，取东流水三石三斗，以无油腻铛，量大小盛五七斗者，可先煮五沸，掠去滓，逐旋添水，尽至三五斗以来，漉去麻黄，淘在盆中，澄定良久，用细罗子滤去滓，取清者铛内再熬至一斗，再澄再滤，取汁再熬，至升半以来为度。只是勤搅勿令着底，恐焦了。熬时忌鸡犬阴人见。澄时须盖覆不得飞入尘土，其膏放一二年不妨，如膏稠，用水解熬再匀。

茯苓半夏汤 治风热痰涎吐溢，或眩运头疼，喘嗽痞闷。

赤茯苓^{一分} 半夏^{三枚，水煮切作片子} 黄芩 甘草 红皮^{各一分}

上为末，每服三钱，水二盏，生姜六片，煎至一盏，滤汁，分三次温服。无时，以效为度。

仙术芎散 治风热壅塞，头目昏眩。明耳目，消痰饮，清神。

川芎 连翘 黄芩 山栀子 菊花 防风 大黄 当归 芍药 桔梗 藿香叶^{各半两} 苍术^{一两} 石膏^{二两} 甘草 滑石^{各三}

两　荆芥穗　薄荷叶　缩砂仁各一分

上为末，每服三钱，水一盏，煎至七分，去滓温服，食后。细末点服亦得。

铅红散　治风热上攻阳明经络，面鼻紫色，风刺瘾疹俗呼为肺风者，以肺主鼻而又浅在皮肤之内，皮肤属于肺。

舶上硫黄　白矾灰各半两

上为末，少许，入黄丹染，与病人面色同，每上半钱，津液涂之洗漱罢，临卧再服防风通圣散，效速。

神芎散　治风热上攻，头目眩痛，上壅鼻并牙齿闷痛。

川芎　郁金各二钱　荆芥穗　薄荷叶　红豆各一分

上为末，入盆硝二钱，研匀，鼻内嗜三二剜耳许，力慢加药，病甚兼夜嗜。

万灵丸　治肾脏一切耳鸣，腰疼筋骨痛。

草乌头炮　黑狗脊各二两　赤芍药　五灵脂　防风　黄芪　细辛　海桐皮　山茵陈　骨碎补　地龙　牛膝　何首乌　蔓荆子　白附子　川乌头　巨胜子各八钱　黑牵牛半两　芫花三钱，炒　青皮　御米子炒，各二钱

上为末，酒面糊为丸，如桐子大，每服十丸至二十丸，温酒下，空心，食前服。

伊祁丸　治腰脚拳弯，鹤膝风，筋缩。

伊祁头尾全者　桃仁生　白附子　阿魏　桂心　白芷　当归　安息香用胡桃瓤研，各一两　北漏芦　芍药　牛膝　地骨皮　羌活　威灵仙各等份

上为末，面糊为丸，如弹子，空心，每服温酒化下一丸。

祛风丸　治中风偏枯，手足战掉，语言謇涩，筋骨痛。

川乌头炮　草乌头炮　天南星　半夏　绿豆粉各一两　甘草　川芎　白僵蚕淘米泔浸，去丝　藿香叶　零陵香　地龙　蝎梢各三钱　川姜半两，炮

上为末，二两，用绿豆粉一两；又一法用一两，以白面二两，滴水为丸，如桐子大，量人虚实加减，细嚼，茶酒下五丸至七丸，

23

食后，初服三丸，渐加。

舒筋散　治妇人血气并　产后风热，搐搦舒筋，俗云鸡爪风。

人参　川芎　官桂　丁香各半两　木香　天麻酒浸，焙，各一两　井泉石四两，另为末

上为末，每服三钱，井泉末三钱，大豆半升净淘，好酒一大升，煮豆软去豆，用豆汁酒调下，后以酒送下，盖覆，汗出为效。

胜金丸　治风热惊骇，不时旋晕抽搐，口吐痰沫，忽然倒地，不省人事，名曰痫病。

天南星　白僵蚕　细辛　乌蛇真者，好酒浸，去骨　川乌头生　皂角炙黄　白矾枯　桔梗　威灵仙　何首乌　草乌头各一两　荆芥穗　川芎各二两

上为末，酒面糊为丸，如桐子大，每服十丸，食后，温酒下。

比金散　治伤寒冒风，头目痛，四肢拘倦，鼻塞。

荆芥穗　麻黄　白芷　细辛　何首乌　菊花　防风　石膏　川芎　薄荷　干蝎　草乌头各等份

上为末，每服一钱，水一盏煎。温服，酒茶亦得。

神白丹　治伤寒积热及风生惊搐，或如狂病，诸药不效。

粉霜一两，用白面六钱和作饼子，炙热同研　铅白霜一分　轻粉半两

上为末，滴水为丸，桐子大，每服十丸至十五丸，米饮下，量虚实加减。

桃仁丸　治一切风毒，遍身疼痛，四肢拘急。

草乌头生用　桃仁取霜，一两　五灵脂三两

上为末，酒煮面糊丸，如桐子大，以青黛为衣，嚼胡桃仁，以温酒下五丸，食后加减。

瓜蒂神妙散　治头目昏眩，偏正头痛等。

焰硝　雄黄　川芎　薄荷叶　道人头　藜芦各一分　天竺黄

一钱半，如无以郁金代之

上为末，研细，含水，鼻中嗜一字，神验。

清风散 治头目昏眩，咽膈不利，痰涎壅塞。

石绿一钱 朱砂 牙硝 雄黄各三字 龙脑 皂角一字，去皮，炙黄，为末 瓜蒂二钱 滑石 赤小豆半钱

上为极细末，每服半钱，新汲水调下，如噤不省人事，滴水鼻中，或健者可治，为验。

灵砂丹 治破伤风，一切诸风等。

威灵仙 黑牵牛 何首乌 苍术各半两 香附子六两 川乌头去尖 朱砂二钱为衣

没药 乳香各三钱 陈皂角四钱，炙黄，去皮

上为末，把皂角打破，用酒二升半，春夏三日，秋冬七日，取汁，打面糊为丸，如桐子大，每服五丸。如破伤风，煎鳔酒下；如牙疼赤眼，捶碎，研三五丸，鼻嗜之。

天麻散 治头项痛，头面肿，拘急，风伤荣卫，发燥热。

川芎 细辛 地骨皮 苦参 何首乌 菖蒲 蔓荆子 薄荷叶 杜钱梨 牛蒡子 荆芥穗 蛇蜕草 威灵仙 防风以上各半两❶ 天麻一两 甘草二两，炙

上为末，每服二三钱，用蜜水调下，茶酒任，不计时候。

新补薄荷白檀汤 治风壅头目眩，鼻塞烦闷，精神不爽。消风化痰，清头目。

白檀一两 荆芥穗 栝楼根 白芷各二两 薄荷叶 甘草炙 盐各四两 缩砂仁半两

上为末，每服一钱，百沸汤点，食后临卧，稍热温服。

新补菊叶汤 治一切风，头目昏眩，呕吐，面目浮肿者。

菊花去梗 羌活 独活 旋覆花 牛蒡子 甘草各等份

上为末，每二钱，水一盏，生姜三片，同煎至七分，去滓温服，食后。

---

❶ 以上各半两：校本皆无此五字。

热论

黄帝曰：病热当何禁之？岐伯曰：病热少愈，食肉则复，多食则遗，此其禁也。因热稍愈，犹未尽除，不戒饮食、劳动，情欲扰乱，奈脾胃气虚，未能消化坚食，故热复生。五脏者皆热。夫热病者，伤寒之类也。人之伤于寒，则为病热。寒毒薄于肌肤，阳气不行散发，而内为怫结，故伤寒者，反病为热，热虽甚不死。奈巨阳为首，巨阳者，诸阳之属也。

诸阳为热以气，诸阴为寒以血。热病已愈，其有复作，谓病已衰，而热有余所藏，因其谷气相搏，两热相合，故有所遗，缘热也。虽邪气而不尽，遗热在，故当复作。

五脏俱热者，皆视之，肝热左颊先赤，心热颜先赤，脾热鼻先赤，肺热右颊先赤，肾热颐先赤。肝热者，小便黄，腹痛多卧，身热，热争则狂惊，胁满，手足躁而不得安卧；心热者，不乐，数日乃热，热争则卒心痛，烦闷善呕，头痛面赤，无汗；脾热者，头重颊痛，烦心，颜青欲吐，身热，热争则腰痛不可仰，腹满泄，两颔痛；肺热者，淅然厥，起毫毛，恶风寒，舌上黄，身热，热争则喘咳，痛走胸膺背，不得太息，头痛不堪，汗出而寒；肾热者，腰痛胻酸，苦渴数饮，身热，热争则项痛而强，胻寒且酸，足下热，不欲言。经曰：汗出脉躁盛，一死；脉不与汗相应，其病二死；狂言失志者，三死，皆是怫热郁结不能解散，以致危殆。

《素问》诸热瞀瘛，暴喑冒昧，躁扰狂越，骂詈惊骇，胕肿疼酸，气逆，皆手少阳相火心包络、三焦之气也。

夫肾水真阴本虚，心火狂阳，积热以甚，以致风热壅滞，头面昏眩，肢体麻痹，皮肤瘙痒，筋脉拘倦，胸膈痞满，时或痛闷，或鼻窒鼽衄，口舌生疮，咽喉不利，牙齿疳蚀，或遍身生疮癣疥，或睡语咬牙，惊惕虚汗，或健忘心忪，烦躁多睡，或大小便涩滞，或烦热腹满，或酒过积毒，劳役过度。中外一切劳损，神狂气少，心志不宁，口苦咽干，饮食减少，变生风热诸疾，虚赢困倦，或酒病瘦悴，及老弱虚人，或脾肾经虚，风热燥郁，色黑齿槁，身瘦焦痿，或热中烦满，饥不饮食，或瘅或消中，善食而瘦，或消渴多虚，头面❶，数小便❷，或服甘辛热药过度，变成三消，上则消渴，中则消中，下则消肾，小便白膏也。

神芎丸　治一切热证，常服保养，除痰饮，消酒食，清头目，利咽膈，能令遍身结滞宣通，气利而愈，神强体健，耐伤省病，并妇人经病，及产后血滞，腰脚重痛，小儿积热，惊风潮搐，藏用丸亦曰显仁丸加黄连、薄荷、川芎各半两，名曰神芎丸。

大黄　黄芩各二两　牵牛　滑石各四两

上为细末，滴水为丸，如小豆大，温水下十丸至十五丸，每服加十丸，日三服，冷水下亦得，或炼蜜丸愈佳；或久病热郁，无问瘦悴老弱，并一切须❸可下者，始自十丸，每服加十丸，以利为度。如常服此药，但除肠垢积滞，不伤和气，推陈致新，得利便快，并无药燥骚扰，亦不困倦虚损，颇遂病人心意。或热甚必须急下者，便服四五十丸，未利再服，以意消息，三五岁孩儿，丸麻子大。凡此一法，此药至善，常服二三十丸，不利脏腑，但有益且无损。或妇人血下恶物，加桂枝半两，病微者常服，病重者亦取利，因而结滞开通，恶物自下也。此方除脏腑滑泄者，或重寒脉迟者，或妇人经病、产后，血下不止者，但❹孕妇等，则不宜服。除此以外，一切风热杂病，烦❺闷壅塞，神气不和，或平人保养，常服自显其功。若以效验观其药味，则非明本草造化之理者不可得而知其然也。犹孔子赞《易》，道明显应，

❶　面：校本其后皆有"肿"字。
❷　数小便：校本皆作"小便数"。
❸　须：校本皆作"证"。
❹　但：校本皆作"及"。
❺　烦：校本皆无此字。

化万仁之善，而不见其大道之用功❶，故曰显诸仁，藏诸用，因以云藏用丸，亦其义也。兼以世讹之久矣，而反不喜此等妙方，不肯服之；每有久获大效，而诚恳求其方，不得已而授之，既出其方，反生疑惧，不复用焉；亦有效而志信求其方，务以广传救疾，因而众议百端，拟议❷妄生谤说，使致俗医皆畏之，政❸道不能伸，断❹有妨病者。后之君子，但行其药，明显诸人，勿示其方，而密藏诸用耳！或以一法加黄连、川芎、薄荷等各半两，治一切头目昏眩者愈佳。

柴胡饮子 治解一切肌骨蒸，积热作发，寒热往来_{表热里和则发寒，里热表和则发热，邪热半在表、半在里，出入进退无和，即寒热往来，阴阳相胜也}，蓄热寒战_{表之阳和，正气与邪热并蓄于里，脉道不行，故身冷脉绝，寒战而烦渴也}，及伤寒发汗不解，或中外诸邪热，口干烦渴，或下后热未❺愈，汗后劳复，或骨蒸肺痿喘嗽，妇人余疾，产后经病。

柴胡　人参　黄芩　甘草　大黄　当归　芍药_{各半两}

上为末，每服抄三钱，水一盏，生姜三片，煎至七分，温服，日三服。病热甚者加减之。

崔宣武柴胡饮子 加半夏　五味子　桔梗_{各三钱}

刘庭瑞柴胡饮子 _{与前份两不同，故以录之}

柴胡　甘草_{各二两}　黄芩　当归　芍药　大黄_{各一两}　人参半夏_{各半两}

上如大劳热病，五七钱，以利为度，未利更加，使病不再发。

木香万安丸 治一切风热怫郁，气血壅滞，头目昏眩，鼻塞耳鸣，筋脉拘倦，肢体焦痿，咽嗌不利，胸膈痞塞，腹胁痛闷，

---

❶ 用功：校本此二字互乙，皆作"功用"。
❷ 议：校本皆作"疑"。
❸ 政：校本皆作"致"。
❹ 断：校本皆作"但"。
❺ 热未：原二字互乙，据校本改。

肠胃燥涩，淋闭不通，腰脚重痛，疝瘕急结，痃癖坚积，肠垢胃满，久不了绝，走注疼痛，暗风痫病，湿病腹胀水肿。

木香　楝桂　甘遂各一分　牵牛二两　大戟半两　大黄　红皮　槟榔　半夏　蜜各一两　皂角二两，不蚛❶，肥好者，洗净，水三盏，煮三二沸，取出，捶碎，揉取汁，再煮成稠膏，下蜜，熬三沸取出

上膏丸，小豆大，每服十丸至十五丸，生姜汤下，小儿丸如麻子大，水肿、痫病、诸积，快利为度。

玉芝徐老丸　治一切风壅，消痰利膈，胸胁痞闷。美饮食，调五味徐者，缓慢迟老。

天南星　干姜各半两　黄柏一两半　牵牛四两　半夏　白矾　大黄各一两　蛤粉二两

上为末，滴水和丸，如小豆大，每服十丸至二十丸，温水下，食后，日三服。常服顺气调血，令人徐老。或已衰，大便结者，除肠垢积物，可渐加至三五十丸。孕妇、滑泄病忌服。滑泄为牵牛、大黄，孕妇为南星、半夏。

消痞丸　治积湿热毒甚者，身体面目黄，心胁腹满，呕吐不能饮食，痿弱难以运动，咽嗌不利，肢体焦痏，眩悸膈热，坐卧不宁，心火有余而妄行，上为咳血、衄血，下为大小便血、肠风、痔瘘，三焦壅滞，闭瘅热中消渴，传化失常，小儿疳积热。

黄连　干葛　青黛研　牵牛各一两　黄芩　大黄　黄柏　栀子　薄荷　藿香　厚朴　茴香炒，各半两　木香　楝桂各一分

上为细末，滴水丸，如小豆大，每服十丸，新水下，温水亦得，小儿丸麻子大。病本湿热内余，本自利者去大黄、牵牛，忌发热诸物。

和中丸　治口燥舌干，咽嗌不利，胸胁痞满，心腹痛闷，小便赤涩，大便结滞，风气怫郁，头目昏眩，筋脉拘急，肢体疼倦，一切风壅。常服宽膈美食，消痰止逆。

牵牛　滑石各二两　官桂　木香各一分　大黄　红皮　黄芩

---

❶ 不蚛：校本皆作"要得"。

茴香各半两

上为末，滴水丸，如小豆大，每服二十丸，煎生姜汤下，温水亦得，日三服。

崔宣武和中丸

大黄一两　茴香炒，外七味同。

龙脑丸　治大人小儿一切蕴积热毒，气不散，及失瘖癮疹。

龙脑　朱砂　硼砂　牛黄各等份

上为末，熔黄蜡为丸，如米粒大，每服三五丸，浸甘草、人参汤下，不计时候。

大金花丸　治中外诸热，寝汗咬牙，睡语惊悸，溺血淋闭，咳血衄血，瘦弱头痛，并骨蒸肺痿、劳嗽去大黄，加栀子，名曰栀子金花丸又名既济解毒丸。

黄连　黄柏　黄芩　大黄各半两

上为末，滴水丸，如小豆大，每服三二十丸，新汲水下，自利去大黄加栀子小儿丸如麻子大，三五丸。

当归龙胆丸　治肾水阴虚，风热蕴积，时发惊悸，筋惕搐搦，神志不宁，荣卫壅滞，头目昏眩，肌肉瞤瘛，胸膈痞塞，咽嗌不利，肠胃燥涩，小便淋闭，筋脉拘急，瘤急也，重也，肢体痿弱，暗风痫病，小儿急慢惊风。常服宣通血气，调顺阴阳，病无再作。

当归焙　龙胆草　大栀子　黄连　黄柏　黄芩各一两　大黄芦荟　青黛各半两　木香一分　麝香半钱，另研

上为末，炼蜜和丸，如小豆大小儿麻子大，生姜汤下，每服二十丸，忌发热诸物兼服防风通圣散。

四生丸　治一切热疾，常服润肌肤奈老，诸热证皆可服。

大黄　牵牛　皂角各二两　朴硝半两

上为末，滴水和丸，如桐子大，每服三十丸，白汤下，自十丸服至三十丸，食后。

妙香丸　治一切久远沉积，伤寒结胸，太阳厥证，燥郁攻不

开者，皆可服，此药亦名大圣丸。

巴豆_{去皮，不出油} 腻粉 硇砂 朱砂 水银_{各一钱，锡结砂子} 龙脑 麝香 牛黄_{各少许}

上为末，炼蜜和丸又一方，用蜡丸，如皂子大，用药时急要动，一丸分作三丸，扎作眼子，冷水浸，煎大黄汤下，然后服热茶一碗，便行也。

新补妙功藏用丸_{亦名显仁丸，又名神芎丸} 治呕哕不食，痿弱难运，血溢血泄，淋闭不通，或泄痢三焦壅滞，传化失常，功不可述，并宜服之。

大黄 黄芩 黄连_{各半两} 黑牵牛❶ 荆芥穗 滑石❷_{各二两} 防风_{一分} 川芎_{一两} 木香_{二分} 官桂_{三分，去皮}

上为末，滴水丸如小豆大，每服二十丸、三十丸，生姜汤下，日三服，温水亦得。

---

❶ 黑牵牛：校本皆用"一两"。
❷ 滑石：校本皆用"二分"。

卷第三

主疗说

伤寒表证，当汗而不可下；里证当下而不可汗；半在表半在❶里，则当和解，不可发汗吐下。在上则通之，在下则泄之。伤寒无汗，表病里和，则麻黄汤汗之，或天水散之类亦佳。表不解，半入于里、半尚在表者，小柴胡汤和解之，或天水、凉膈散甚良。表里热势俱甚者，大柴胡汤微下之，更甚者大承气汤下之。表热多，里热少者，天水一、凉膈半和解之。里热多，表热少，未可下之者，凉膈、天水一半调之，势更甚者，小承气汤下之。表证解，但有里证者，大承气汤下之。凡此诸可下者，通宜三一承气汤下之。发汗不解，下证❷前后别无异证者，通宜凉膈散调之，以退其热。两感仿此而已。伤风自汗，表病里和者，桂枝汤解肌；半在表、半在里，白虎汤和解之；病在里者，大承气汤下之。

一法无问风寒暑湿，有汗无汗，内外诸邪所伤，但有可下诸证；或表里两证俱不见，而目❸深，但目睛不了了，睛不和者；或腹满实痛者，或烦渴，或谵妄，或狂躁喘满者，或蓄热极而将死者，通宜大承气汤下之，或三一承气汤尤良。伤寒大发汗，汗出不解，反无汗，脉尚浮者，苍术白虎汤再解之。

或中暑自汗大出，脉虚弱，头痛口干，倦怠烦躁，或时恶寒，或畏日气，无问表里，通宜白虎。或里热势甚，腹满，而脉沉可下者，宜大承气汤或三一承气汤。伤寒表热极甚，身疼，头痛不可忍，

---

❶ 在：校本皆无此字。
❷ 证：校本皆作"后"。
❸ 目：校本皆作"日"。

或眩，或呕，里有微热，不可发汗吐下，拟以小柴胡、天水、凉膈之类和解，恐不能退其热势之甚，或大下后，或再三下后，热势尚甚不能退，本气损虚，而脉不能实，拟更下之，恐下脱而立死，不下亦热极而死，寒凉之药不能退其热势之甚者；或热湿内余，下利不止热不退者，或因大下后，湿热利不止，热不退，脉弱气虚，不可更下者；或诸湿热内余，小便赤涩，大便溏泄频并，少而急痛者，必欲作利也，虽宜黄连解毒汤。

或里热极甚，而恐阴气不能退者；或已下后，热不退者，或蓄热内甚，阳厥极深，以致阳气沉细而不能营运于身，阴欲绝，而以致遍身青冷，痛甚不堪，项背拘急，目赤睛疼，昏眩恍惚，咽干或痛，躁渴虚汗，呕吐不利，腹满实痛，烦痦闷乱，喘息急声。脉虽疾数，以其蓄热极深，而脉道不利，以致脉沉细而欲绝，俗未明其造化之理，而反伤热寒极阴毒者；或始得之阳热暴甚，而便有此证者。

或两感势甚者，通宜解毒汤加大承气汤下之，热不退者，再下之。然虽古人皆云三下热不退即死矣，亦有按法以下四五次，利一二十行，热方退而救活者，免致不下退其热而必死也。下后热稍退而未愈者，黄连解毒汤调之；或微热未除者，凉膈散调之；或失下热极，以至身冷脉微，而昏冒将死者，若急下之，则残阴暴绝，阳气后竭而立死，不下亦死，当以凉膈散，或黄连解毒汤，养阴退阳，蓄热渐以消散，则心胸复❶暖，脉渐以生。至脉❷复有力者，方可以三一承气汤微下之，或解毒加大承气汤尤良。或下后微热不解者，凉膈散调之，愈后但宜退热之药，忌发热诸物，阳热易为再作也。

---

❶ 复：校本皆作"腹"。
❷ 脉：校本此前皆有"阳"字。

论风热湿燥寒

诸风　风本生于热，以热为本而风为标，凡言风者，即风热病也。

诸热　热甚而生风，或热微风甚，即兼治风热；或风微热甚，但治退其热，即风自消也。

诸湿　湿本土气，火热能生土湿，故夏热则万物湿润，秋凉则湿复燥干也。湿病本不自生，因于火热怫郁，水液不能宣行，即停滞而生水湿也。凡病湿者，多自热生，而热气尚多，以为兼证，当云湿极亦犹风热义同；虽病水寒，不得宣行，亦能为湿，虽有此异，亦以鲜矣。或跗肿体寒而有水者，以为蓄热入里极深，本非病寒也。及夫寒热吐泻，因得湿而成也。

诸燥　燥干者，金肺之本。肺藏也，决血液而损，而面成风刺皴揭。风能胜湿，热能耗液，皆能成燥，故《经》云：风热火兼为阳，寒湿燥同为阴。又燥湿亦异也，然燥金虽属秋阴，而其性异于寒湿，燥阴盛于风热火也，故风热甚而多，湿同于燥也。然中寒吐泻，亡液而成燥者，亦以此矣。故《经》云：诸涩枯涸，干劲皴揭，皆属于燥也。

诸寒　寒者，上下所生水液，澄沏清冷，谷不化，小便清白不涩，身凉不渴，本末不经，有见阳热证，其脉迟者是也。此因饮食冷物过多，阴胜阳衰而为中寒也。或冷热相击，而反阳气怫郁，不能宣散，怫热内作，以成热证者，不可亦言为冷，当以成证辨之。夫湿热吐泻，当见阳脉，若亡液气虚，亦能反见诸阴脉也，当以标本明之，不可妄治。或热证误服白术调中汤，温药亦能开发阳气，宣通而愈，别无加害也。

伤寒表证　夫伤寒之候，头项痛，腰脊强，身体拘急，表热恶寒，不烦躁，无自汗，或头面痛，肌热鼻干，或胸满而喘，手足指末微厥，脉浮数而紧者，邪热在表，皆麻黄汤发汗之证也，或天水散之类甚佳也。

伤寒表里证 伤寒身热，为热在表；引饮，或小便黄赤，为热在里。身热引饮，或小便黄赤，为表里俱有热；身凉不渴，小便清白，为表里俱无热。身疼拘急，表热恶寒，而脉浮者，皆为热在表也；引饮谵妄，腹满实痛，发热而脉沉者，皆为热在里也。胸胁痞痛，或呕而寒热往来，脉在肌肉者，邪热半在表，半在里也。

内外伤 始得病，脉便沉，而里病表和者，内伤也；脉浮而表病里和者，外伤也。病在身体头面四肢为表病，在胸腹之内为里病也。

伤寒论

夫风寒者，百病之始也，是四时八节不正疫疠之气。经云：春气温和，夏气暑热，秋气清凉，冬气冰冷，乃四时之正气。冬时严寒，万类深藏，君子固密，则不伤于寒，触冒之者，乃伤耳。春应暖而反寒，夏应热而反冷，秋应凉而反热，冬应寒而反温，乃非时而邪气。是以辛苦之人，一岁之中，病无少长，始自一日，巨阳膀胱受之。巨阳者，三阳之首，故先受之；二日，阳明胃受之；三日，少阳胆受之，未入其脏，可汗之；四日，太阴脾受之；五日，少阴肾受之；六日，厥阴肝受之，其入脏，可泄之。经云：其未满三日，汗之而已；其满三日，泄之而已。故圣人论汗下，大概言之，以脉分别，三四日脉沉伏，亦当下；六七日脉浮滑，亦可汗。故伤寒传足经，不传手经，未详耳。且自人身十二经络，分布上下，手足各有三阴三阳，禀天地之气，天枢之上同天之阳，天枢之下同地之阴。《至真要大论》云：身半以上，其气三矣，天之分也，天气主之；身半以下，其气三矣，地之分也，地气主之。注云：当阴之分，冷病归之；当阳之分，热病归之。有八节邪气，所中于人，阳邪为病传手经，阴邪为病传足经。其邪自何而入？自风池而入，为脊骨两旁，一寸五分，是十二经之俞穴。春夏应阳，秋冬应阴。《至真要大论》云：寒暑温凉，盛衰之用，其在四维，故阳之动始于温，盛于暑；阴之动始于凉，盛于寒。春夏秋冬，各差其份。《易》云：水流湿，火就燥。《热论》云：热病者，皆伤寒之类也。人之伤于寒，则为病热，热虽不死。《太阴阳明论》云：阳受风气，阴受湿气。注云：同气相求耳。又曰：伤于风者，上先受之；伤于湿者，下先受之。注云：阳气炎上故受风，阴气润下故受湿，盖同气相合耳！故风热火为阳，寒湿燥为阴。故《热论》云：五脏俱有热病，肝热病左颊先赤，心热病颜先赤，脾热病鼻先赤，肺热病右颊先赤，肾热腮先赤。《甲乙·热论》云：有手足太阴热病，有手足少阴热病，有手足厥阴热病。《热论》其三阴三阳，五脏六腑皆受病，荣卫不行，五脏不通，则死矣。未尝只传足经不传手经。

伤寒门

麻黄汤 治伤寒，头痛发热，体痛恶风，无汗喘满。又治太阳病，脉浮紧，无汗，发热身疼，八九日不解，表证仍在，此当发其汗；其人发烦目瞑，必衄。衄者，阳气重也。

麻黄一两半，去节　桂枝一两，去皮　甘草半两，炙，剉　杏仁二十枚，汤浸，去皮尖，或湿病身烦痛，小便自利者，加白术四分，微汗之

上为末，每服三钱，水一盏半，煎至八分，去滓温服，不计时候，衣覆以取汗。

桂枝汤 治伤寒，发热恶寒，干呕头痛，太阳中风，阳浮阴弱，解肌，脉浮紧，鼻鸣者。

桂枝去皮　芍药　甘草各三分

上剉，如麻豆大，每服五钱，水一盏半，生姜三片，枣三枚，煎至七分，不计时候服。

小青龙汤 治伤寒，表未罢，心下有水气，干呕，发热而咳，或渴利，或小便不利，小腹满喘。

麻黄去节，汤泡，去黄沫，焙干，三钱。利者去麻黄加芫花弹子大；噎者去麻黄加附子二钱，炮，以开怫热结滞；喘者去麻黄加杏仁三钱，去皮尖 半夏□钱，汤洗。渴者去半夏加栝楼根三钱 芍药 细辛 干姜 甘草炙 桂枝去皮，各三钱 五味子二钱

上剉，如麻豆大，每服五钱，水一盏半，生姜四片，煎至七分，去滓温服。

大柴胡汤 治诸服小柴胡汤证后病不解，表里热势更甚而心下急，郁微烦，或发热汗出不解，心下痞硬，呕吐下利上属太阳，或阳明病多汗，或少阴病下利清水，心下痛而口干，或太阴病腹满，或无表里证，但发热，七八日脉浮而数，脉在肌肉实而滑数者，及两感诸证可微下者，只除表里之热，并阳明少阳合病，下利日晡发热如疟。

柴胡半两，去苗 黄芩 芍药各一分 半夏二钱，汤洗之，次切作片子 大黄半两 枳实三钱，生用，小者是也，兼不去瓤为效甚速，下并同

上剉如麻豆大，作三服，小一盏半，生姜、枣同煎至半盏，温服，未利再服。

小柴胡汤 治伤寒中风，其病半在表半在里，筋脉拘急，身体疼痛，寒热往来，或呕，或咳，胸胁痞满硬痛，下之前后无问日数，及汗后余热不解，或无问温疫伤寒杂病，蒸热作发，并两感可和解者，肌体羸瘦，倦怠少力。

柴胡三两，去苗 黄芩 甘草 人参各三钱 半夏一两，汤洗五七次，制

上剉如麻豆大，每服五钱，水一大盏，煎至半盏，生姜、枣同煎，不计时候，温服。

瓜蒂散 治伤寒，表证罢，邪热入里，结于胸中，烦满而饥，不能食，四肢微厥，而脉乍紧者，宜以吐之。经云：在上吐之，在下泄之。

瓜蒂　赤小豆等份

上为末，香豉半合豆豉是也，水一盏半，煮取汁半盏，调下一钱匕，不吐加服，吐止。

五苓汤五苓散是也　治伤寒中暑，大汗后，胃中干，烦躁不得眠，脉浮，小便不利，微热烦渴，及表里俱热，饮水反吐名曰水逆；或攻表不解，当汗而反下之，利不止，脉浮，表不解，自利；或一切留饮不散，水停心下，并两感中湿而昏躁，霍乱吐泻，惊风。

猪苓去皮　茯苓去皮　白术各半两　桂一分，去皮　泽泻一两

上为末，每服二钱，热汤调下愈妙，加滑石二两甚佳。喘咳烦心，不得眠者，加阿胶半两，枯。夏月大暑，新水调服立愈。

抵当汤　治伤寒日深，表证乃甚，蓄热下焦，脉微沉，不结胸，发狂者，小腹而硬，小便自利者，瘀血证也。小便不利，无血也。或阳明蓄热内甚而喜忘，或狂，大便虽硬而反易，其色黑者，有蓄血也。无表里证，但发热日深，脉虽浮者，亦可下之；或已下后，脉数，胃热消谷善饥，数日不大便，有瘀血也。

水蛭炒　虻虫各十个，去翅、足，炒　桃仁七个　大黄一分

上剉如麻豆大，分作二服，水一盏，煮半盏，绞去滓，温服未下再服。

抵当丸　治伤寒有热，小腹满，小便不利者，为有血也，当下之，不可余药。

水蛭炒　虻虫各七个，依前法炒　桃仁八枚　大黄一分

上为末，蜜和作二丸，用水一小盏，煮一丸，至六分，温服，晬时血未下再服。

大承气汤　治表里俱热，病势更甚者，阳明脉迟，汗出不恶寒，身重短气，不恶寒，独语如见鬼状，剧者发则不识人，循衣摸床，惕而不安，微喘直视。阳明里热极甚，或吐下后，不解大便五六日至十余日，日晡潮热，心胃燥热而懊憹，复如疟状，脉沉实；或小便不利，大便乍难乍易，喘冒不能卧；或腹满实痛，烦渴谵妄，脉实数而沉；里热燥甚，肠胃怫郁，留饮不散，胸腹

高起，痛不可忍，但呕冷液，大渴反不能饮，强饮不能止，喘急闷者。

大黄　芒硝　厚朴_{去皮}　枳实_{各半两}

上剉如麻豆大，分半，水一盏半，生姜三片，煎至六分，内_{音纳}硝煎，去滓服。

小承气汤　治伤寒日深，恐有燥屎，腹中转矢，乃可攻之；不转矢者，必初硬后溏，未可攻之，攻之则腹满不能食，饮水而哕，其后发热，大便复硬。若腹大满不通，或阳明多汗，津液外出，肠胃燥热，大便必硬而谵语；脉滑，吐下微烦，小便数，大便结；或下利谵语，自得病二三日，脉弱，无太阳证、柴胡证，烦心，心下结，至四五日，虽能食，少少与承气汤和之，令小安。

大黄_{半两}　厚朴_{去皮}　枳实_{各三钱}

上剉如麻豆大，分作二服，水一盏，生姜三片，煎至半盏，绞汁服，未利再服。

调胃承气汤　治诸发汗和解，不恶寒，但发热，蒸蒸然者；或日深心下温温欲吐，胸中痛，大便溏，腹满，郁郁微烦，先此时吐下者；或日深里热谵语，法当下之，以银粉、巴豆燥热大毒丸药下之，致真阴损虚，邪热转甚，因而协热下利不止；及表里热，下之太早，乘虚而入，不成结胸，但为热利不止，心下满硬或痛，烦渴咽干，脉滑数而实；诸腹满实痛者，烦渴谵妄，小便赤，大便硬，脉滑实紧。

大黄　芒硝　甘草_{各等份}

上剉如麻豆大，分一半，水一大盏，煎至半盏，绞去滓，内硝煎，不利，再服。

三一承气汤　治伤寒杂病，内外所伤，日数远近，腹满咽干，烦渴谵妄，心下按之硬痛，小便赤涩，大便结滞；或湿热内甚而为滑泄，热甚喘咳，闷乱惊悸，狂颠目疾，口疮舌肿，喉痹痈疡，阳明胃热发斑，脉沉可下者；小儿热极，风惊潮搐，烦喘昏塞，并斑疹黑陷，小便不通，腹满欲死；或斑疹后热不退，久不作痂，或作斑痛疮癣，久不已者；怫热内成疹癣，坚积黄瘦，疟疾久新，卒暴心痛，风痰酒膈，肠垢积滞，久壅风热，暴伤酒食，烦心闷乱，脉数沉实；或肾水阴虚，阳热独甚而僵仆卒中，一切暴喑不语一名失音，蓄热内甚，阳厥极深，脉反沉细欲绝；或表之冲和正气与邪热并之于里，则里热亢极，阳极似阴，反为寒战，脉微而绝；或风热燥甚，客于下焦，而大小便涩滞不通者；或产妇死胎不下，及两感表里热甚，须可下者。

大黄_{锦文}　芒硝　厚朴_{去皮}　枳实_{各半两}　甘草_{一两}

上剉如麻豆大，水一盏半，生姜三片，煎至七分，内硝，煎二沸，去滓服。

十枣汤　治太阳中风，下利呕逆，短气，不恶寒，热热汗出，发作有时，头痛，心下痞硬引下痛，兼下水肿腹胀，并酒食积，肠垢积滞，痃癖坚积，蓄热暴痛，疟气久不已；或表之正气与邪热并甚于里，热极似阴，反寒战，表气入里，阳厥极深，脉微而绝，并风热燥甚，结于下焦，大小便不通，实热腰痛，及小儿热结，乳癖积热，作发惊风潮搐斑疹，热毒不能了绝者。

芫花_{慢火炒变色，仲景乡俗异语，言炒作熬，下凡言熬者，皆教炒也}　大戟　甘遂_{各等份}

上为末，水一大盏，枣十枚切开，煮取汁半盏，调半钱匕，实人每一钱。

茵陈汤　治阳明里热极甚，烦渴热郁，留饮不散，以致湿热相搏而身发黄疸，但头汗出，身无汗，小便不利，渴引水浆，身必发黄_{宜茵陈汤调下五苓散，利大小便}。

茵陈蒿_{一名山茵陈，一两，去茎}　川大黄_{半两}　大栀子_{七枚，色深坚实好者，稍小者，十枚}

上剉如麻豆大，水二盏半，慢火煮至一盏，绞汁温服，以利为度；甚者再作，当下如烂鱼肚及脓血胶膘等物，及小便多出金色如皂荚汁，或见证将欲发黄，此一剂分作四服，调五苓散三钱_{凡治发黄者，无越退法也}。

桂苓甘露散一名桂苓白术散，一方甘草一两半　治伤寒中暑，冒风饮食，中外一切所伤，传受湿热内甚，头痛口干，吐泻烦渴，或利，间小便赤涩，大便急痛，湿热霍乱吐下，腹满痛闷，及小儿吐泻惊风。

茯苓去皮　泽泻各一两　石膏　寒水石各二两　滑石四两　白术　桂去皮　猪苓各半两

上为末，每服三钱，温汤调下，新水亦得，生姜汤尤良。小儿每服一钱，同上法此药下神金丸，止泻利无不验也。并解内外诸邪所伤。刘庭瑞方不用猪苓。或日三服，不计时候。

栀子柏皮汤　治头微汗，小便利而微发黄者，湿热相搏微也，宜服。

大栀子十五枚　黄柏半两　甘草一分

上剉如麻豆大，水三盏，煮至一盏，绞汁，分次，作一日温服之。

栀子汤　治懊侬烦心，反伤不得眠，燥热怫郁于内而气不宣通，胸满痛，头微汗，虚烦。

大栀子七枚，剉碎　豆豉半合，俗言盐豉。少气者，加甘草一分；呕者，误以丸药下之者，加生姜半两，或用温汤濯手足，使心胸结热宣散而已

上剉如麻豆大，或先以水二盏，煮栀子至一盏半，内豉，煮至半盏，绞汁温服凡加者，皆用栀子先煮，或吐止后服。凡诸栀子汤，皆非吐人之药，以其燥热怫郁之甚，而药顿攻之，不能开通，则郁发而吐，因其呕吐，发开郁结，则气通津液宣行而已，故不须再服也。

大陷胸汤　治汗下之后，不大便五六日，舌干而渴，日晡潮热，从心至小腹硬满而痛不可近，脉当沉紧滑数，或但胸结，则无大假热，头微汗出，脉沉涩者，水结也。

大黄　芒硝各三钱　甘遂末三字

上剉如麻豆大，分作二服，每服水一盏，煎大黄至六分，内硝一二沸，绞汁，调甘遂一字匕半，温服，未快利再服。势恶不能利，以意加服。

小陷胸汤　治小结胸，心下按之痛，脉浮而滑，无大假热，表未罢，不可下之下之即死，小结胸宜服。

半夏四钱，汤洗，全用，不剉　生姜切　黄连剉，各二钱　瓜蒌实大者，半两，惟剉其壳，子则不剉，但用其中子者，非也

上以水三盏，煮瓜蒌汁一盏半，内药至一盏，绞汁，两次温服以效。

大陷胸丸　治发热而下之太早，热入因作结胸者，项亦强，如柔痉状，下之则和也。

大黄半两　葶苈三钱，微炒　芒硝一分　杏仁十二个，去皮尖、双仁，草灰炒变色

上大黄为末，下葶苈杵罗，研杏仁、硝如泥，和弹子大，每服一丸，入甘遂末三字，白蜜半匙，水一盏，煮至半盏，温服，当一宿许乃下，未利再服。

栀子厚朴汤　治伤寒下后，心烦腹满，坐卧不安者。

大栀子七个　厚朴半两，去皮，炙　枳实二钱

上剉如麻豆大，以水一盏半煮，绞汁半盏，温服。

槟榔散　治伤寒阴病，下后太早成痞，心下痞满而不痛，按之软虚。

槟榔　枳壳等份

上为末，每服三钱，煎黄连汤调下，不计时候，温服。

大黄黄连泻心汤　治伤寒成病痞不已，心腹亦实热烦满，或谵妄而脉沉，无他证者。

大黄　黄连　黄芩各一分，又一法，加生姜一分，甚良

上剉如麻豆大，水二盏，煎至一盏，绞汁，分三次温服。

黄连解毒汤　治伤寒杂病燥热毒，烦闷干呕，口燥，吟呻喘满，阳厥极深，蓄热内甚，俗妄传为阴毒者，及汗下吐后，寒凉诸药不能退热势，两感证同法。

黄连去须　黄柏　黄芩　大栀子各半两

上剉如麻豆大，每服秤半两，水一茶盏，煎至四分，绞去滓，温服。或腹满呕吐，或欲作利者，每服加半夏三枚，生，全

用，厚朴二钱，剉，茯苓二钱，去皮，剉，水一盏半，生姜三片，煎至半盏，绞汁，温服名曰半夏黄连解毒汤。

白虎汤加减名白虎汤，随证用 治伤风自汗，桂枝证表未解，半入于里；中暑自汗，脉虚弱，伤寒自汗，脉滑数而实，表里俱热，三阳合病，腹满身重，口燥面垢，谵语发黄，厥逆自汗，和解两感，解头痛，止自汗，杂病时疫未泻，发斑兼豆疱疮疹伏热。

知母一两半 甘草一两，炙 粳米一合 石膏四两，为末

上剉如麻豆大，抄五钱，水一盏，煎至六分，去滓温服，无时候，日三四服。或眩、咳、呕者，加半夏半两，红皮半两，每服生姜三片煎服；伤寒发汗不解，脉浮者，加苍术半两，名苍术白虎汤；或汗吐下后，烦渴口干，脉洪大，加人参半两，名人参白虎汤。

贾同知方 石膏四两，知母一两，甘草一两

刘庭瑞 知母一两半，石膏四两，粳米一合

崔宣武方① 知母一两，石膏三两，甘草一两半

上为末，每服三钱，水一盏，入粳米二十五粒，煎至六分。未曾下，胃热发斑，兼豆疱如液，虚瘦加人参半两，白术半两；头疼加川芎、荆芥各三钱；咳嗽加半夏三钱，桔梗一两；恍惚加人参三钱，茯苓半两。

凉膈散一名连翘饮子，亦有加减法 治伤寒表不解，半入于里，下证未全，下后燥热怫结于内，烦心，懊忱不得眠，脏腑积热，烦渴头昏，唇焦咽燥，喉闭目赤，烦渴，口舌生疮，咳唾稠黏，谵语狂妄，肠胃燥涩，便溺闭结，风热壅滞，疮癣发斑，惊风热极，黑陷将死。

连翘一两 山栀子 大黄 薄荷叶 黄芩各半两 甘草一两半
朴硝一分

上为末，每服二钱，水一盏，蜜少许，同煎至七分，去滓温服。虚实加之咽喉痛，涎嗽，加桔梗一两，荆芥穗半两；咳而呕者，加半夏半两，每服生姜三片同煎；血衄呕血，加当归、芍药各半两，生地黄一两；淋者，加滑石四两，茯苓一两、去皮；风眩，加芎、防风

各半两，石膏三两；酒毒，加葛根一两；斑疹加葛根一两，荆芥穗、赤芍药、芎、防风、桔梗各半两，三岁儿可服七八分，或无热甚黑陷，腹满喘急，小便赤涩而将死者，此一服更加大承气汤，约以下之，得利者立便效妙。凡言加者，皆自本方加也，以意加减，退表里热，减益元散效速。

人参石膏汤　治伤寒咳嗽不已，心烦，及风热头痛，精神不利，昏愦宜服。

人参二钱半　半夏去滑　大栀子　黄芩各三钱　芎　白术　茯苓　知母各半两　甘草一两，炙　石膏三两

上为末，每服一钱，水一盏，生姜三片，煎至六分，去滓，温服之。

崔宣武人参石膏汤　治伤寒头痛，心烦闷，风热并汗后余热，自汗多。清头目，定喘嗽。

人参二钱半　石膏一两　芎二两　黄芩二钱　茯苓三钱　甘草半两　防风三钱

上为细末，每服五钱，水一盏半，煎至六分，去滓温服，不计时候。

双解散　治风寒暑湿，饥饱劳役，内外诸邪所伤，无问自汗、汗病、杂病，但觉不快，便可通解得愈。小儿生疮疹，使利出快，亦能气通宣而愈。

益元散七两　防风通圣散七两

上二药，一处相和，名为双解散。益元散方在痢门，通圣散方在风门，各七两，搅匀，每服三钱，水一盏半，入葱白五寸，盐豉五十粒，生姜三片，煎至一盏，温服。

白术散　治伤寒杂病，一切吐泻，烦渴霍乱，虚损气弱，保养衰老及治酒积呕哕。

白术　茯苓去皮　人参各半两　甘草一两半，炙　木香一分　藿香半两　葛根一两

上为末，白汤调下二钱。烦渴者，加滑石二两；甚者，加姜汁，续续饮之。

四逆汤 治伤寒表热未入里，误以寒药下之太早，表热不已入里，寒下利不止。因表热里寒自利，急以温里利止。又治少阴病，脉沉，下利厥逆，烦渴呕吐。

甘草一钱，炙 干姜一分 附子半个，生，去皮脐，附子以半两者佳，小者力弱，大者性恶，非称❶方之宜也，不但以美其大者，要知古人之有则也

上剉如麻豆大，水二盏，煎至一盏，绞汁温服或蓄热深极，而手足厥冷者，不宜此方，当以下之。

茯苓半夏汤 治伤寒杂病，一切呕吐，或喘咳疼痛，痞满头痛者。

茯苓一分，去皮 半夏一钱 生姜一分，取汁

一方加黄芩一分，去腐 甘草一分 陈皮一分，去瓢，治风痰。

上剉如麻豆大，水一盏，煎至四分，绞汁，下生姜汁，温服，不计时候。

---

❶ 称：校本皆作"古"。

卷第四

积聚论

《素问》曰：积聚、留饮、痞隔、中满湿积、霍乱吐下、瘕癥坚硬、腹满，皆太阴湿土乃脾胃之气，积聚之根也积者，不散；聚者，不化；留者，不行；饮者，停滞；痞者，不通；隔者，阻也；中满者，湿为积；霍乱吐下，为留饮停；瘕癥者，微也；瘕，假也。斯疾乃五脏六腑阴阳变化兴衰之制也，亢则害，承乃制，极则反矣。

谓水得燥则消散，而得湿则不消，乃为积饮也。谓人形精神，与荣卫血气津液，出入通流。谓夫腠理闭密，乃为痞也，谓肠胃隔绝，传化失常，而为滞也。土主形体，腹满于中央，乃曰中满；以传化失度，故甚则霍乱吐泻也。癥者，腹中坚硬，按之应手，然水体柔顺，而今反坚硬如地者，亢则害，承乃制也。瘕者，中虽硬而忽聚忽散，无其常，故其病未及癥也。

经曰：血不流而滞，故血内凝而为[3]瘕也。小肠移热于大肠，乃为伏瘕；大肠移热于小肠，谓两热相搏，则血溢而为伏瘕。血涩不利，月事沉滞而不行，故云为伏瘕，为虑与伏同，瘕与疝同，为传写误也。世传冷病，然瘕病亦有热，或阳气郁结，怫热壅滞而坚硬不消者，世传为寒。癥瘕也，或坚痞，腹满急痛寒主筋缩，故急主痛，寒极血凝泣而反兼土化制之，故坚痞而腹满。或热郁于内而腹满坚结，痛不可忍者，皆可为寒？误矣！误矣！

何不以脉证辨之，凡诸疾病皆有阴阳寒热，宜以详之。五脏六腑，四季皆有积聚。心之积，名曰伏梁，在于脐上，大如臂，上至于心，横于心下，如屋梁，故曰伏梁；肝之积，名曰贲音肥气，在左胁下，覆如杯，有头足，久不愈，令人痎疟；脾之积，名曰痞气，在胃脘，覆大如杯，久不愈，令人四肢不收，发黄疸，食不为肤肌；肺之积，名曰息贲_{音喷}，在右胁下，覆大如杯，久不愈，令人洒淅寒热，喘嗽，发为肺痈；肾之积，名曰贲_{音奔}豚，在于少腹，上至心下，如豚贲走，往来无定，久不愈，令人喘逆，发为骨痿，少气乏力，此为五脏之积也，常究斯义，未可悉也。

传其所胜者死，传不胜者可治。假令肺病传肝，肝病传脾，脾病传肾，肾病传心，心病传肺，皆传所胜。五脏之气虚，而内外诸邪所侵，故留稽不行，遂成积聚，其脉沉细而微者是也。

木香三棱丸　治一切气闷，胸膈痞满，荣卫不和，口吐酸水，呕逆恶心，饮食不化，肋胁疼痛，无问久新。

青木香　破故纸　茴香　黑牵牛　甘遂　芫花　大戟　荆三棱　蓬莪术　川楝子　胡芦巴　巴戟_{以上各一两}　巴豆_{去皮，不出油，三分}　陈米_{三合，将巴豆一处，同炒黑}　缩砂仁_{一两半}

上件一十五味，用好醋二升，除缩砂、木香，余药入醋中浸一宿，入锅煮尽为度，干，为细末，醋面糊和丸，如绿豆大小，每服五七丸，食后，加减看虚实，随汤水下。

导气枳壳丸　治气结不散，心胸痞痛，逆气上攻，分气逐风。

枳壳_{去瓤，麸炒}　木通_{剉，炒}　青皮_{去白}　陈皮_{去白}　桑白皮_{剉，炒}　萝卜子_{微炒}　白牵牛_炒　黑牵牛_炒　莪术_煨　茴香_炒　京三棱_{煨，各等份}

上为末，生姜汁打面糊为丸，如桐子大，每服二十丸，煎橘皮汤下，不计时候。

透膈宽肠散　治肠上壅实，膈热难行者。

白牵牛_{一两}　芒硝_{三两}　川大黄_{二两}　甘遂_{半两}

上为细末，食后，温蜜水调下一钱，虚实加减，疏动止。

密补固真丹　治脾肾真元损虚，泄利，痰嗽哕痞，水谷酸臭，饮食无味，脐腹冷痛，肢体麻痹，下虚痿厥，上实壅滞，肾虚耳鸣，脾虚困惫，耳焦齿槁，面黧身悴，目黄口燥，发堕爪退，风虚偏枯，中满膈气，一切脾胃肺肾虚证，常服补养，宣通气血。

天南星半两　半夏制　神曲　麦蘗　茴香炒　京三棱各一两，炮　白附子　干生姜　川乌头各一分，生　巴豆七个　牵牛三两　代赭石二两　官桂一分

上为末，水和丸，小豆大，每服十丸，加至五十丸，温水下。除泄泻外，并加大黄一两。

木香丸　治和脾胃，宽胸膈，消痰逆，止呕吐，进益美饮食。

官桂　干姜各半两　木香一分　大黄　蓬莪术　芫花醋拌湿，炒干　枳壳去瓤　茴香炒　红皮各一两　半夏二两　牵牛半斤，取末四两　巴豆四个

上为末，滴水为丸，如小豆大，每服二三十丸，温水下。

软金丸　治心胸腰腹急痛，或淋，并产后经病，血刺腹痛。

当归半两　干漆生，二钱　斑蝥一钱，生用，以上为细末　红花一钱半　轻粉　硇砂　粉霜各一钱　巴豆霜二钱，研　三棱二钱

上同研匀，枣肉为膏，旋丸绿豆大，新水下一丸，病甚者加，得利后减。

泥金丸　治心腹急痛，取久新沉垢积滞，推陈致新。

黄柏　大黄　五灵脂　巴豆各半两　猪牙皂角一分　轻粉　铅霜　硇砂各一分　干漆二分

上研匀，炼蜜拌得所，杵千下，丸绿豆大，新水下一丸，未利更加服。

状元丸　治膈气，酒膈、酒积，涎嗽，腹痛，吐逆痞满。

巴豆五十个，取霜　神曲半两，末　半夏一两，洗　雄黄　白面炒，十钱

上研匀，酒水丸，小豆大，细米糖炒变赤色，食后，温水下，童子二丸，三四岁一丸，岁半半丸。止嗽，温齑汁下；止呕

吐，生姜汤下。

玄胡丸 治积聚癥瘕，解中外诸邪所伤。

玄胡　青皮去白　陈皮去白　当归　木香　雄黄别研　荆三棱
生姜各一两

上为末，酒面糊为丸，如小豆大，每服五七丸，生姜汤下。

又一方 无陈皮、生姜，有广术一两、槟榔分两同⑤。

大延胡索散 治妇人经病，产后腹痛，腹满喘闷，癥瘕癖
块，及一切心腹暴痛。

延胡索　当归　芍药　京三棱　川苦楝　蓬莪术　官桂　厚
朴　木香　川芎各一分　桔梗　黄芩去黑皮　大黄各半两　甘草一
两　槟榔二钱

上为粗末，每服三钱，水一盏，煎至六分，去滓热服，食
前。如恶物过多，去大黄、官桂，加黄药子、染槐子、龙骨各半两，
如前法煎服。平人心急痛，加本方得利尤良，后常服。

三棱汤 治癥瘕疣癖，积聚不散，坚满痞膈，食不下，
腹胀。

京三棱二两　白术一两　蓬莪术半两　当归半两，焙　槟榔
木香各三钱

上为末，每服三钱，沸汤点服，食后，一日三服。

消饮丸 治一切积聚，疣癖气块，及大小结胸，痛不能
抑按。

天南星　半夏　芫花　自然铜各等份，生用

上为末，醋煮面糊为丸，如桐子大，每服五七丸，食前，温
水下良久，葱粥投之，相虚实加减。

除湿丹 治诸湿客搏，腰膝重痛，足胫浮肿，筋脉紧急，津
液凝涩，便溺不利，目赤瘾疹，疽痛发背，疥癣，走注，脚气，
无首尾疮疖，不可尽述。

槟榔　甘遂　威灵仙　赤芍药　泽泻　葶苈各二两　乳香
没药各一两，别研　黑牵牛半两　大戟二两，炒　陈皮四两，去白

上为末，面糊为丸，如桐子大，每服五十丸至七十丸，温水下，后食。如服药前后，忌酒一日，药后忌湿面，食温粥补暖。

保安丸 治癥积，心腹内结如拳，渐上不止，抢心疼痛，及绕脐腹痛，不可忍者。

川大黄三两，新水浸一宿，蒸熟，切片子，焙　干姜一两，炮　大附子半两，去皮脐　鳖甲一两半，好醋煮一伏时，炙令黄色，炒

上为末，取三年米醋一大升，先煎四五合，然后和药丸如桐子大，每服十丸至二十丸，空心，醋或酒、米饮下，后取。积如鱼肠脓血烂肉汁青泥，当下。

开结妙功丸 治怫热内盛，痃癖坚积，肠垢癥瘕，积聚疼痛胀闷，作发有时，三焦壅滞，二肠燥涩，懊憹烦心，不得眠，咳喘哕逆，不能食，或风湿湿热兼为肿胀黄瘦，眼涩昏睡，一切所伤，心腹暴痛，风热燥郁，偏正头疼，筋脉拘瘈，肢体麻痹，走注疼痛，头目昏眩，中风偏枯，邪气上逆，上实下虚，脚膝冷痛，宣通气血。

荆三棱炮　茴香炒　神曲　麦蘖　大黄各一两，好醋半升，熬成稠膏，不破坚积，不须熬膏，水丸　干姜二钱　川乌头四分　半夏半两　桂二钱　巴豆二个，破坚积用四个　牵牛三两

上为末，膏丸小豆大，生姜汤下十丸、十五丸，温水，冷水亦得。或心胃间稍觉药力暖性，却减丸数，以加至快利三五行，以意消息，病去为度。

木香分气丸 治积滞，癖块不消，心腹痞结，疼痛抢刺，如覆杯。

陈皮去白　槟榔各一两　破故纸二两，炒　木香一两半　黑牵牛十二两，炒香熟，取五两半，余不用

上为末，滴水为丸，如桐子大，每服二三十丸，生姜汤下。

开胃生姜丸 治中焦不和，胃口气塞，水谷不化，噫气不通，噎塞痞满，口淡吞酸，食时膨胀，哕逆恶心，呕吐痰水，宿食不消，咳嗽胁肋刺痛，宽中开胃，进美饮食。

桂心一两　生姜一斤，切作片子，盐三两，腌一宿，再焙干　青皮去白　陈皮去白　甘草炙，各二两　缩砂仁四十九个　广术　当归各半两

上为末，炼蜜丸如弹子大，每服一丸，食前细嚼，沸汤化下。

导滞定功丸　治一切心腹卒暴疼痛，及胸中不利，消食止逆，定痛。

大椒　木香各二钱　蝎梢三钱　巴豆八枚，出油为度

上为末，后入巴豆霜，研匀，醋面糊和丸，如绿豆大，朱砂为衣，每服五丸至十丸，淡醋下。

积气丹　治一切新久沉积气块，面黄黑瘦，项气无力，癥瘕积聚，口吐酸水。

槟榔二个　芫花一两　荆三棱　鸡爪黄连　牛膝　章柳根各一两　硇砂二钱　肉豆蔻二个　青皮去白　石菖蒲　陈皮各三钱　巴豆生　木香各二钱半　大戟　川大黄　甘遂　白牵牛　干姜　青礞石　干漆各半两　蓬莪术一两

上为末，醋面糊丸，如桐子大，每服一丸，临卧，烧枣下，每夜一丸。有积者，肚内作声，病退为度。

金露紫菀丸　治一切脾积，两肋虚胀，脐腹❶疼痛。

草乌头去皮❷尖，生❸　黄连半两　官桂　桔梗　干地黄　干生姜　川椒　芫荑　紫菀去皮　柴胡　防风　厚朴　甘草　人参　川芎　鳖甲酒浸　贝母　枳壳去瓤　甘遂以上各一两　巴豆三两，醋煮半日，出油　硇砂三钱

上为末，水煮面糊为丸，如桐子大，每服五丸，空心临卧，米饮汤下，或微疏动，详虚实加减。

信香十方青金膏　灌顶法王子所传。十二上愿药师琉璃光，

---

❶　腹：校本皆无此字。
❷　皮：四库本无此字。
❸　生：校本皆无此字。

如来应当供，养正偏，知明行，足善游，世间解，无上士，调御丈夫，天人师。佛世尊方境授，治周身中外，阴阳不调，气血壅滞，变生百病，乃至虚赢困倦偏攻，酒食内伤，心腹满塞急痛，或酒积食积，癥瘕积聚，痃癖坚积，中满膈气，食臭酸醋，呕吐翻胃，或膈瘅消中，善食而瘦，或消渴多饮，而数_{所角切，频也}小便，或肠风下血，痔瘘痒痛，或胃痛疹，或遍身痛疸恶疮，或疮毒已入于里，腹满呕吐，或成泻痢，或阴恶疮息肉，或下痢腹痛，或一切风气，肢体疼痛，及中风偏枯，或痰逆生风，痰涎嗽，兼产后腹痛及小儿疳疾，诸风抽搐，但平人常服补养，宣行荣卫，调饮食。

信砒　乳香　轻粉　粉霜　巴豆_{各一两，都研}　龙脑　麝香_{各半字}　青黛_{三钱，同研}　黄蜡_{三钱}

上同研细末，熔蜡，入蜜半钱就，搓匀，旋丸绿豆至小豆大，先服小丸。病在上，食后；在下，食前；在中，不计时候。面东顶礼，一丸，净器盛水送下，如合药即净处，面东，每一丸密念咒三遍，或病人不能咒，请人咒，或师氏咒过，咒曰：

信香十方青金膏，药师圆成蜜遍抛。

普济有缘除百病，仰吞一粒体坚牢。

秘咒曰：

但言八金刚，莫说十方佛。

五蕴六根俱不道，十二上愿自然成。

金黄丸　治酒积、食积，诸积面黄疸，积硬块。

荆三棱　香附子_{半两}　泽泻_{二钱半}　巴豆_{四十九粒，出油}　黍米粉　牵牛_{二钱半}

上为末，用栀子煎汤和丸，如绿豆大，每服三丸至五丸，如心痛，艾醋汤下七丸。

导气丸　治心胸满闷，胁肋刺痛，不思饮食。常服宽膈，进美饮食。

姜黄　香附子_{各四两}　缩砂　甘草　广术_{各二两}　丁皮　甘松

木香　荆三棱各一两　白檀　藿香叶各半两

上为末，入绿豆粉二两，用汤浸蒸饼为丸，如桐子大，每服三二十丸，细嚼，白汤下，食后，日进三服。

丁香散　治痃癖气，胁下痞满，息而不消，积而不散，元气在胃而妨食者。

好丁香二十五个　白丁香七十个　密陀僧　舶上硫黄　黄鹰调各半钱

上为细末，每服一字，皂子煎汤调下，不计时候。治肚内生硬物，黑瘦如柴，呕吐积滞，日三服，食后。

圣饼子　治一切沉积气胀，两胁气满，无问久新者。

大黄三两　黑牵牛头末一两　硇砂三钱　山栀子半两　轻粉二钱

上为末，炼蜜和丸，捻作饼子，如小钱大厚小铜钱，每服三饼子，细嚼，温酒下，临卧。如行粥补之，虚实加减。

无忧散一名万病散　治风疾，疮肿疥癣，或脏腑积冷壅滞，气结风劳，膀胱宿冷，脏腑虚衰，面色萎黄，内有癥癖气，并常有疳虫、蛔虫攻心腹俱痛；忽中伤寒头痛不忍，状若山岚、时气、瘟疫之疾，并宜急服此药，宣通三五行立瘥。或中风口㖞，语多謇涩，睡后口中涎出，不限时节，不问男子、女人，但五日一服，不过三服永瘥。久患腰膝疼痛，脚气肿满，运动艰难，饮食无味，并小儿疳痢脱肛者，量大小与服，利三五行自瘥。大人久泄气痢，状若休息，痢止有时，但一服，取下冷脓一二升，当日见效。药无四时冷热，老幼衰弱病患悉皆除之，任服他药无妨。若服常时，盖缘搜出脏腑中积滞虫脓故也。无孕妇人，久患血虚气弱，萎黄无力者，亦可依方服，宣通气候，殊不困倦无妨。此药凡有百病，并皆治之，其功不可具载。有孕妇人，或遇阴晦时节不可服，天道晴明可进，若虽复，疾而未愈者，再服妙。

黄芪　木通　桑白皮　陈皮各一两　胡椒　白术　木香各半两
白牵牛四两，炒，另取头末

上七味，为细末，每服二钱，牵牛末二钱、生姜二钱切作片子，煎生姜汤一大盏调药，须臾，又用生姜汤或温汤送下，平明可行三五次，快利无妨。如病息后，以白粥补之，痊矣。

五积丹　治心腹痞满，呕吐不止，破积聚者。

皂荚一挺，一尺二寸，火烧留性，磁盆合之，四面土壅，勿令出烟　巴豆十二个，白面十二钱同巴豆炒，令面黄色为度

上为末，醋面糊为丸，如绿豆大，每服十丸，盐汤下，食后，加减。

水湿门

夫诸湿者，湿为土气，火热能生土湿也，故夏热则万物湿润，秋凉则湿物燥干也。湿病本不自生，因于大热怫郁，水液不能宣通，即停滞而生水湿也。凡病湿者，多自热生，而热气尚多，以为兼证，云湿热亦犹风热义同，唯病水寒，不得宣行，亦能为湿，虽有此异，亦以鲜矣。或跗肿体寒而有水者，以蓄热入里极深，本非病寒也。

三花神佑丸　治中满腹胀，喘嗽淋闭，一切水湿肿满，湿热肠垢沉积，变生疾病，久病不已，黄瘦困倦，气血壅滞，不得宣通，或风热燥郁，肢体麻痹，走注疼痛，风痰涎嗽，头目眩晕，疟疾不已，癥瘕积聚，坚满痞闷，酒积、食积，一切痰饮呕逆，及妇人经病不快，带下淋沥，无问赤白，并男子、妇人伤寒湿热，腹满实痛，久新瘦弱，俗不能别辨，或泛常只为转动之药，兼治久新腰痛，并一切下痢，及小儿惊疳积热，乳癖肿满，并宜服之。

甘遂　大戟　芫花醋拌湿，炒，各半两　牵牛二两　大黄一两，为细末　轻粉一钱

上为末，滴水为丸，如小豆大，初服五丸，每服加五丸，温水下，每日三服，加至快利，利后，却常服，病去为度。设病愈后，老弱、虚人、平人，常服保养，宣通气血，消进酒食。病痞

闷极甚者，便多服，则顿攻不开转加痛闷，则初服两丸，每服加两丸，至快利为度。以意消息<small>小儿丸如麻子大，随强弱增损，三四岁者，三五丸，依前法。</small>

崔宣武神佑丸 加黄柏<small>一两</small> 牵牛<small>四两</small> 大黄<small>二两</small> 轻粉<small>二钱</small> 甘遂 大戟 芫花<small>各一分，依前法。</small>

刘庭瑞神佑丸 用此药治水气常得效。贾同知称之不已，乃神仙奇绝之药也。

葶苈木香散 治湿热内外余热，水肿腹胀，小便赤涩，大便滑泄。

葶苈 茯苓<small>去皮</small> 猪苓<small>去皮</small> 白术<small>各一分</small> 木香<small>半钱</small> 泽泻 木通 甘草<small>各半两</small> 楝桂<small>一分</small> 滑石<small>三两</small>

上为末，每服三钱，白汤调下，食前。此药下水湿，消肿胀，止泄泻，利小便。若小便不得通利而反转泄者，此乃湿热痞闭极深，而攻之不开，是能反为注泄，此正气已衰而多难救也，慎不可攻之，而无益耳。

白术木香散 治喘嗽肿满，欲变成水病者，不能卧，不敢食，小便闭。

白术 木猪苓<small>去皮</small> 甘草 泽泻 赤茯苓<small>各半两</small> 木香 槟榔<small>三钱</small> 陈皮<small>二两，去白</small> 官桂<small>二钱</small> 滑石<small>三两</small>

上为末，每服五钱，水一盏，生姜三片，同煎至六分，食后温服。

大橘皮汤 治湿热内甚，心腹胀满，水肿，小便不利，大便滑泄。

橘皮<small>一两半，去白</small> 木香<small>一分</small> 滑石<small>六两</small> 槟榔<small>三钱</small> 茯苓<small>一两，去皮</small> 木猪苓<small>去皮</small> 泽泻 白术 官桂<small>各半两</small> 甘草<small>二钱</small>

上为末，每服五钱，水一盏，生姜五片，煎至六分，去滓温服<small>大小便秘，先服十枣汤，二三日后，再服此药。</small>

葶苈膏 治水肿腹胀。

牛黄 麝香 龙脑<small>各一分</small> 昆布<small>二十分，洗</small> 海藻<small>二十分，洗</small>

牵牛　桂心各八分　椒目三分　葶苈六分，熬

上为末，别捣葶苈，熬成膏，丸如桐子大，每服十丸，日再服，稍利小便为度，详虚实加减。

茯苓散　治诸般气肿等疾。

芫花醋拌炒　泽泻　郁李仁　甜葶苈　汉防己各二钱半　陈皮去白　瞿麦　白槟榔各半两　藁本二钱半　滑石三分　大戟炒，三分

上为细末，每服一钱，取桑白皮浓煎汤，空心调下，取下碧绿水，如烂羊脂即瘥；如未尽，隔日又服，肿消如故，不用服，忌盐百日。

调胃散　治胸膈痞闷，不思饮食，胁肋硬痛，补水胀。

半夏制　甘草炙　厚朴去皮　陈皮去白　藿香以上各等份

上为末，每服一钱，生姜三片，枣二枚，水一中盏，同煎，温服，食前。

二气散　治水气蛊胀满。

白牵牛　黑牵各二钱

上为末，用大麦面四两，同一处为烧饼，临卧用茶汤一盏下，降气为验。

雄黄神金散

雄黄　葶苈一两，用糯米和炒半熟，去米不用　泽泻　椒目减半　大戟　巴戟去心　茯苓去黑皮　芫花醋五升浸一日，炒　甘遂　桑白皮以上各一两

上为末，从发时加减一分，空心，用井花水调下，每服一钱，加至五钱，以利为度。忌盐、醋、生冷、毒物、油腻、血物。从脚肿，根在心，加葶苈；从肚肿，根在腹，加椒目；从阴肿，根在胸，加泽泻；从膝肿，根在肝，加芫花；从面肿，根在肺，加桑白；从心肿，根在肋，加雄黄；从肢肿，根在脾，加甘遂；从口肿，根在小肠，加巴戟；从腰肿，根在肾，加大戟；从四肢肿，根在胃，加茯苓。

万胜散　治十种水气，不可愈者。

海带　海藻　海蛤　芫花_{醋浸炒}　甘遂　大戟　甜葶苈
樟柳根　续随子　巴戟_{各等份，去心}

上为末，每服三钱至五钱，温酒调下，临卧，间日再服。

牵牛丸　治一切湿热肿满等疾。

黑牵牛　黄芩　大黄　大椒　滑石_{各等份}

上为细末，酒煮面糊和丸，如桐子大，每服五丸至七丸，生
姜汤下，食后，虚实加减。

栀子柏皮汤　治头微汗，小便利而微发黄者，湿热相搏，微
者宜服。

大栀子_{十五枚}　黄柏_{半两}　甘草_{一分}

上剉如麻豆大，水三盏，煮至一盏，绞汁，分三次作一日
服，温吃，不计时候。

大戟丸　治十种水气，肿胀喘满，热寒咳嗽，心胸痞闷，背
项拘急，膀胱紧肿于小腹，小便不通，反转大便溏泄，不能
坐卧。

大戟　芫花_{醋炒}　甘遂　海带　海藻　郁李仁　续随子_{各半两}
樟柳根_{一两}

以上八味为末，每料抄药末十五钱匕，便入后药。

硇砂　轻粉　粉霜_{各一钱}　水银砂子_{一皂子大}　龙脑_{半钱}　巴
豆_{二十一个，生用，去皮}

上八味以下同研匀，用枣肉为丸，如绿豆大，每服五丸至七
丸，龙脑腊茶送下，食后临卧，虚实加减。

粉霜丸　治病水，鼓满不食，四肢浮肿，大小便闭，不进
饮食。

粉霜　硇砂　海蛤　玄精石　寒水石_{烧粉}　白丁香　头白面
_{各二钱}　轻粉_{三钱}　海金沙_{一钱}

上研匀，着纸裹数重，上使面裹，又纸裹，又冷酒蘸了，桑
柴火烧，面熟为度，宿蒸饼和丸，如桐子大，每服三丸，生姜汤
下，一日三服，二日加一丸，至六日不加即止，以补之妙。

苦葶苈丸　治一切水癊气，通身肿满不可当者。

人参一两　苦葶苈四两，于锅内铺纸上，炒黄色为度

上二味，同为细末，用枣肉和丸，如桐子大，每服十五丸，煎桑白皮汤下，日进三服，空心食前。此药恐君子不信，试验之。

肉豆蔻丸　治食癊腹胀如鼓，不食者，病可下。

肉豆蔻　槟榔　轻粉各一分　黑牵牛一两半，取头末

上为末，面糊为丸，如绿豆大，每服十丸至二十丸，煎连翘汤下，食后，日三服。

卷第五

痰饮门

夫嗽者，五脏皆有嗽，皆因内伤脾胃，外感风邪。皮毛属肺，风寒随玄府而入，腠理开张，内外相合，先传肺而入，遂成咳嗽，乃肺寒也。寒化热，热则生痰，喘满也。经云：喉中介介如梗状，甚则嗽血也，胸满气喘，痰盛稠黏，皆肺气热也。

大人参半夏丸 治化痰坠涎，止嗽定喘，诸痰不可尽述，呕吐痰逆，痰厥头痛，风气偏正头痛，风壅头目昏眩，耳鸣鼻塞，咽膈不利，心腹痞满，筋脉拘倦，肢体麻痹疼痛，中风偏枯，咳唾稠黏，肺痿劳。虚人保养，宣通气血，调和脏腑，进美饮食。

人参 茯苓去皮 天南星 薄荷叶各半两 半夏 干生姜 白矾生 寒水石各一两 蛤粉二两 藿香叶一分

上为末，面糊丸，如小豆大，生姜汤下二三十丸，食后，温水亦得。一法加黄连半两，黄柏二两，水丸取效愈妙。治酒病，调和脏尤宜。

半夏瓜蒌丸新添 治远近痰嗽，烦喘不已者。

半夏生姜制 瓜蒌 杏仁去皮尖 麻黄 白矾枯秤 款冬花各等份

上为末，生姜汁打面糊为丸，如桐子大，每服二十丸，煎生姜汤下，不计时候。

白术厚朴汤 治痰呕不散，利胸膈，除寒热，美饮食。

白术 甘草炙 葛根各一两 厚朴半两

上件为末，每服一二钱，水一大盏，生姜五片，煎至六分，去滓，食前服显仁丸、仙术芎散、大人参半夏丸。

橘皮半夏汤　治痰壅涎嗽久不已者，常服养液润燥，解肌热止嗽。

橘皮半两，去白　半夏二钱半，汤洗七次

上为末，分作二服，每服水一盏半，入生姜十片，同煎七分，温服。

知母茯苓汤　治肺痿喘咳不已，往来寒热，自汗。

茯苓去皮　甘草各一两　知母　五味子　人参　薄荷　半夏洗七次　柴胡　白术　款冬花　桔梗　麦门冬　黄芩各半两　川芎　阿胶炒，各三钱

上为末，每服三钱，水一盏半，生姜十片，同煎至七分，去滓，热服。

人参润肺汤　治肺气不足，喘急咳嗽不已，并伤寒头疼，增寒壮热，四肢疼痛。

人参　桔梗　白芷　麻黄去节　干葛　白术　甘草各一两，炙　白姜半两

上为末，每服二钱，水一大盏，生姜三片，葱白二寸，煎至八分，如出汗，连进二服，通口温服。

杏仁半夏汤　治肺痿，涎喘不定，咳嗽不已，及甚者往来寒热。

杏仁去皮　桔梗　陈皮去白　茯苓去皮　汉防己　白矾　桑白皮各二钱　薄荷叶一钱　甘草二寸　猪牙皂角一挺

上为末，作二服，水二盏、生姜三片，煎至六分，去滓，食后，温服。

防己丸　治肺不足，喘咳久不已者，调顺气血，消化痰涎。

防己　木香各二钱　杏仁三钱

上为末，炼蜜为丸，如小豆大，每服二十丸，煎桑白皮汤下。如大便秘，加葶苈一两，食后。

葶苈散　治肺气喘满痰嗽，眠卧不安，不思饮食。

苦葶苈　蛤粉各三钱　桑白皮　山栀子　人参　荆芥穗　薄

荷叶　赤茯苓去皮　陈皮去白　桔梗　杏仁　甘草以上各半两

上为末，每服三钱，水一大盏，入生姜三片，煎六分去滓，温服食后。

保安半夏丸　治久新诸嗽，或上逆涎喘，短气痰鸣，咽干烦渴，大小便涩滞，肺痿劳劣，心腹痞满急痛，中满膈气，上实下虚，酒食积聚不消，补养气血，宣行营卫。

半夏　天南星　大黄各半两　白矾一两　牵牛　蛤粉各二两
黄柏一两半　巴豆四枚

上为末，水为丸，如小豆大，每服十丸、十五丸，温水下，食后，日三服。孕妇不可服又方无巴豆，有干姜二钱半。

人参保肺汤　治五劳七伤，喘气不接，涎痰稠黏，骨蒸潮热。

人参　柴胡　当归　芍药　桑白皮　知母　白术　川芎　黄芪　紫菀　荆芥　地骨皮各一分　茯苓去皮　黄芩　连翘　大黄　薄荷各半两，山栀子同　甘草　桔梗各一两　石膏　滑石　寒水石各半两

上为末，每服三钱，水一盏，生姜三片，煎至七分，去滓，温服泄者去大黄，同人参半夏丸服。

神应丹　治涎嗽喘满上攻，心腹卒痛，及利下血，兼妇人带下病，一切胁肋痛满。

薄荷叶　甘草四钱　巴豆灯烧存性　五灵脂　盆硝各二钱　轻粉一钱　豆豉一两，慢火炒

上为末，炼蜜为丸，如桐子大，每服一丸，温齑汁下，续后空咽津三五次，禁饮食，少时，觉咽喉微暖效。心腹急痛，温酒下二丸未效再服，得利尤良；带下，以温酒下二丸，或大便流利再服。

人参散　治身热头痛，积热黄瘦，肌热恶寒，蓄热发战，膈热呕吐烦渴，湿热泻利，或目赤口疮，咽喉肿痛，或风昏眩虚汗，肺痿劳嗽不已。

石膏　甘草各一两　滑石四两　寒水石二两　人参半两

上为末，每服二钱，温水调下，早晚食后，兼服栀子金花丸

一名既济解毒丸。

宁神散 治一切痰嗽不已者，诸药无效，世传极验。

御米囊一斤，生，醋炒　乌梅四两

上为末，每服二三钱，沸汤点之常服，食后，日三服。

贾同知方 御米壳一两，炒　乌梅肉半两，依前法服之。

康少尹传 煎乌梅汤尤妙。

桂苓白术散　治消痰逆，止咳嗽，散痞满壅塞，开坚结痛闷，推进饮食，调和脏腑，无问寒湿湿热，呕吐泻痢，皆能开发，以令遍身流湿润燥，气液宣平而愈。解酒毒，疗肺痿劳嗽，水肿腹胀，泄泻不能止者。服之利止为度，随证调之。

楝桂　干生姜各一分　茯苓去皮　半夏各一两　白术　陈皮去白　泽泻各半两

上为末，面糊丸如小豆大，生姜汤下二三十丸，日三服。病在膈上食后，在下食前，在中不计时候。或一法更加黄连半两、黄柏二两，水丸，取效愈妙。

润肺散 治小儿膈热，咳嗽痰喘，甚者久不瘥。

瓜蒌实一枚，去子，用瓢

上为末，以寒食面和为饼子，炙黄为末，每服一钱，温水化乳糖下，日三服，效乃止。

又一方　治寒嗽。

麻黄四两　官桂一两　蜡二钱

上为末，以蜡同煎，每服一二钱，温服。

宁肺散 治一切寒热痰盛，久新咳嗽不止者。

御米壳四两　木瓜三两，御米壳一处，用蜜二两，水化，同炒微黄五味子　人参各一两　皂角二两

上为末，每服二钱，乌梅同煎，临卧食服，大效。

鳖甲丸 治吐血、咳嗽神效。

鳖甲一个，九肋者，醋炙　柴胡酒浸一宿　杏仁童子小便浸，炒甘遂炙，各一两　人参半两

上为末，炼蜜为丸，如桐子大，每服十丸至十五丸，煎生姜汤下。

又一方用厚朴一两，姜制。

石膏散 治热嗽喘甚者。

石膏二两 甘草半两，炙

上为末，每服三钱，新汲水调下，又生姜汁蜜调下。

人参半夏丸 治一切痰饮，喘嗽不已。

白矾 天南星 半夏各半两 甘草二钱半，炙 人参二钱 赤小豆四十九粒 杏仁四十九个，炒 猪牙皂角一挺

上为末，秫米三合，醋一升熬粥和丸，如桐子大，每服十五丸，炒萝卜子汤临卧下。

仙人肢丸 治远年劳嗽，不问寒热，痰涎喘满，先服松花膏下过，多服此药无不效。

人参 沙参 玄参 紫团参 丹参 白术 牡蛎 知母 甘草以上各二两 蛤蚧一对，头尾全用，河水净洗，文武火酥炙黄色

上为末，用麻黄十五斤去根，枸杞子三斤，熬成膏，丸如弹子大，瓷合子内盛，临卧，煎生姜自然汁化下一丸，小儿量岁数加减。

松花膏 治三二十年劳嗽，预于九月间，宣利一切痰涎，肺积喘嗽不利。

防风 干生姜 野菊花 芫花 枸杞子 甘草 苍术 黄精

上为末，取黄精根熬成膏子，和药末如弹子大，每服细嚼一丸，冷水化下，临卧不吃夜饭，服药一粒。

辰砂半夏丸 治小儿肺壅痰实，咳嗽喘急，胸膈痞满，心忪烦闷，痰涎不利，呀呷有声。

半夏洗 葶苈水研成膏 杏仁炒，研成膏，各半两 朱砂 五灵脂各一两，微炒

上为末，更研匀，生姜汁煮面糊丸桐子大，每服十五丸，生姜汤下。

大百劳散　治一切劳疾肌劣，喘息不卧，痰涎不食。

蛤蚧一对，蜜炙　元州鳖甲一个，去裙栏，醋炙　附子　人参　柴胡　川干姜　白茯苓去皮　白术　茴香　青皮去白　杏仁去皮尖　知母　贝母　陈皮去白　官桂　甘草炙　半夏生姜制　苍术汤浸，各一两　苏木　草龙胆各半两

上为末，每服二钱，水一盏，用生姜三片，枣二枚，乌梅二枚同煎，稍热服，空心。如汗，加小麦二十粒，不用铁器煎。

小百劳散　治劳喘嗽不已，自汗者。

御米壳不以多少，炒

上为末，每服二钱，入乌梅同煎，水一盏，温服，食后。有汗，加小麦三十粒同煎，温服。

五味子汤　治胸膈痞满，心腹刺痛，短气噎闷，咳嗽痰唾，呕逆恶心，不思饮食，温中益气。

五味子九两　良姜　干姜各一两半　红皮去白　茴香炒，各二两　甘草七两，炙　盐一斤，炒

上为细末，每服一钱，百沸汤点，空心食前，甚者日三服。

安神散　治远年近日，喘嗽不已。

御米壳蜜炒　人参　陈皮去白　甘草炙，各一两

上为末，每服一钱，煎乌梅汤调下，临卧服。

劳倦门

白术黄芪散　治五心烦，自汗，四肢痿劣，饮食减少，肌瘦昏昧。

白术　黄芪　当归　黄芩去皮　芍药以上各半两　石膏　甘草炙，各二两　寒水石　茯苓各一两　官桂一分　人参　川芎各三分

上为末，每服三钱，水一盏，煎至六分，去滓温服，食前，一日三服。

人参白术汤　方在消渴门中，第一方是也此方为同，不复录耳。

黄连丸　治湿热流连，气血不通，壅滞不散。清爽头目。

黄连好者，不以多少

上为末，酒面糊为丸，如小豆大，每服二十丸，温水下不计时候，日三服。

必效散　治五劳七伤，劳役肌瘦，不思美食，喘嗽不已。

川乌头一两，生用　天南星半两，生用

上为末，每服二钱，萝卜八块，如拇指大，以水煮熟，去滓食后服嚼。

当归地黄汤　治咳血、衄血、小大便血，或妇人经候不调，月水过多，喘嗽者。

茯苓去皮　黄芩　白龙骨各一两　当归　芍药　川芎　白术染槐子　黄药子各半两　生地黄　甘草

上为末，每服三钱，水一盏，煎至七分，去滓温服，食前。

紫菀散　治劳，体热心寒，脉滑，短气咳嗽，妇人多有此疾，口干眼涩，骨痿短气，皆因肠胃燥滞，荣卫不能开发，玄府闭塞，热郁内余，可以开发阴阳，宣通涩滞，和荣卫，顺三焦，兼服人参白术汤。

紫菀　桑白皮　桔梗　续断　甘草　五味子各一两　赤小豆一合

上为末，水一大盏，药末五钱，青竹茹弹子大，同煎至七分，去滓温服。

枳实饮子　治妇人手足烦热，夜卧多汗，肌肉黄瘁，经候不调，四肢烦倦，心胸满闷，状似劳气。

枳壳二两　吴半夏汤洗七次，以生姜汁浸三日，麸炒黄色，去麸用半夏　红芍药　柴胡各一两　黄芩一两半

上为末，每服二钱，水一盏，入生姜三片、枣二枚，同煎至八分，去滓温服。又治五心烦热，及身热壮热、潮热，续服桃仁煎丸。

桃仁煎丸　治月经不调，阻滞不通。

桃仁汤浸，麸炒　川大黄　川朴硝各二两　虻虫一两，炒❶，去翅、头、足

上为末，用醋五升，入金银铫内，以慢火熬成膏，可丸如桐子大，当日晚不食，夜饭温酒下一丸，不嚼破，午际取下赤小豆汁，或似鸡肝小虾蟆衣。未下再服，候鲜红即住服。

卢同散　治男子、妇人，一切咳嗽喘急。

款冬花　井泉石　鹅管石　钟乳石　官桂　甘草　白矾　佛耳草各等份

上为末，每服一钱，竹筒子吸吃，日三服，立效。

焚香透膈散　治一切劳嗽壅滞，胸膈痞满。

雄黄　佛耳草　鹅管石　款冬花各等份

上为末，每服用药一钱，安在香炉子上焚着，开口吸烟入喉，立验。

罂粟神圣散　治男子、妇人久新日夜咳嗽不止者。

御米壳一两，蜜炒　乌梅肉　拣人参　诃子肉　葶苈　桑白皮各半两

上为细末，每服二三钱，百沸汤泼，临卧调下。

三黄丸新添　治五劳七伤，流湿润燥，消渴烦热甚者。

大黄　黄芩　黄连各等份

上为末，炼蜜为丸，如桐子大，每服二三十丸，加至五十丸，生姜汤下，不计时候，日三服妙。

当归木香汤　治妇人血气虚劳，令人头目昏眩，语声沉重，舌根强硬，言语謇涩，口苦不思饮食，白日困睡，夜发虚汗，神思恍惚，梦寐惊狂，面色萎黄，频发喘咳，遍身疼痛，脚气走注，四肢沉重，背胛拘急，时发寒热，五心烦躁，唇干多渴，胸膈不利，喉咽噎塞，尪羸瘦弱。经曰：脉大为劳，宜服此药。

青皮　五加皮　海桐皮　桑白皮　地骨皮　丁香皮　陈皮　牡丹皮　棕榈皮以上诸药全烧为灰末，用十大钱，秤　红芍药　木香

---

❶ 炒：校本皆无此字。

各半两　当归一两

上为细末，每服一钱，水一盏，入小油二点，钱一文，同煎至七分，温服。如妇人血脏脐下冷痛似刀搅刺，遍身肿满，室女经脉不通，用斑蝥半两，大黄一两炒、剉，二味为末，用黄狗胆汁，以温酒调下一钱。如脐下痛止，心间瘀未止不服二味。

燥门消渴论

燥干者，金肺之本，燥金受热化以成燥涩也。兼火热致金衰耗液而损血，郁而成燥者，由风虽胜湿，热能耗液。故经云：风热火同阳也，寒湿燥同阴也。又燥湿小异也，金燥虽属秋阴，而其性异于寒湿，而反同于风热火也。又加大便干涩，乃大肠受热，化成燥涩。经云：诸涩枯涸。又如瘫痪中风，皆因火热耗损血液，玄府闭塞，不能浸润，金受火郁，不能发声经云：肺主声。肢痛软戾者，风热湿相致，而遂以偏枯、语音涩、手足不随也。然中寒吐泻，亡液而成燥，亦以鲜矣。亦有寒湿相郁，荣卫不能开发贯注，多成偏枯。经曰：诸涩枯涸，干劲皱揭，属于燥也。又如胃膈瘅热烦满，饥不欲食，或瘅成消中，善食而瘦，或燥热郁甚而成消渴，多饮而数小便或因热病，或恣酒食，误服热药，以致脾胃真阴阳损虚，肝心衰弱也。狂阳心火燥其三焦，肠胃燥热怫郁，而水液不能宣行也，则周身不得润泽，故瘦悴黄黑也。而燥热消渴，然虽多饮，亦其水液不能浸润于肠胃之外，渴不能止而便注为小便多，世俗未明，妄以为下焦虚冷，误人多矣。又夫周身热燥郁，故变为雀目，或内障痈疽疮疡，上为咳嗽喘，下为痔痢，或停积而湿热内甚，不能传化者，变为水肿腹胀也。世传消渴病及消瘦弱，或小便有脂液者，为消肾也。此为三消病也。消渴、消中、消肾，经意但皆热之所致。

人参白术汤　治胃膈瘅热烦满，饥不欲食，瘅成为消中，善食而瘦，燥热郁甚而成消渴，多饮而数小便。兼疗一切阳实阴虚，风热燥郁，头目昏眩，中风偏枯，酒过积毒，一切肠胃燥涩，倦闷壅塞，疮疥痿痹，并伤寒杂病，产后烦渴，气液不得宣通。

人参　白术　当归　芍药　大黄　山栀子　荆芥穗　薄荷　桔梗　知母　泽泻以上各半两　茯苓去皮　连翘　栝楼根　干葛以上各一两　官桂　青木香　藿香叶各一分　甘草三两　石膏四两　寒水石二两　滑石半斤

上为细末，每服抄五钱，水一茶盏入盆硝半两，生姜三片，煎至半盏，绞汁入蜜少许，温服，渐加至十余钱，得脏腑流利取效。如常服，以意加减，兼服消痞丸、散，以散肠胃结滞，湿热内甚自利者，去了大黄、芒硝。

绛雪散　治消渴，饮水无度，小便数者，大有神验。

黄芩　黄丹　汉防己　瓜蒌实各等份

上为细末，每服二钱，汤浆水调下，临卧时并三二服，即妙。

人参散　治消肾善饮，而数小便溺者。

人参三钱　白术　泽泻　瓜蒌　桔梗　栀子　连翘各半两　葛根　黄芩　大黄　薄荷　白茯苓以上各一两　甘草一两半　石膏二两　滑石　寒水石各三两

上为末，入缩砂仁三钱，每服五钱，水一盏，煎至七分，入蜜少许，再煎三二沸，去滓，食前食后服消痞丸。

大黄甘草饮子　治男子妇人一切消渴不能止者。

大豆五升，先煮三沸，出淘苦水，再煮　大黄一两半　甘草大粗者，四两，长四指，打碎

上三味，用井水一桶，将前药同煮三五时，如稠糯水，少更添豆软盛于盆中，放冷，令病人食豆，渴食汤汁，无时候，食尽。如止渴燥罢不止，再煮前药，不三次病悉去矣。

痢门

夫痢者，五脏窘毒，触而不散，或感冷物，或冒寒暑失饥，不能开发，又伤冷热等食，更或服暖药过极，郁化成利。自古人

三口白痢为寒，赤痢为热，其三口误也。今人疮疖初发，刺开乃血多日成脓，何为先热而后寒也。

叔和云：湿多成五泄，肠走若雷奔。愚医不悟三口，黄者乃热，青痢是寒。《太素》曰：五泄有溏泄、鹜泄、飧泄、濡泄、滑泄也，此乃五泄。五泄者，青是感肝木之象，其色青；赤者，受心火之气，其色赤；白者，得西方金肺之气，色白；黄者，脾土之气色；苍者，土气之下，与水随之，其色苍也。三口，苍白寒，黄赤热，其三口非也。若下利热极，频并窘痛，或久不愈，诸药不能止者，须下之，以开除湿热痞闭积滞，而使气液宣行者，宜以逐之，兼宣利积热也。

益元散 治身热吐痢泄泻，肠澼下痢赤白，癃闭淋痛，利小便，偏主石淋乃服金石热药而结为砂石，从小便淋出者也，荡胃中积聚寒热，益精气，通九窍六腑，生津液，去留结，消蓄水，止泻痢，除烦热心躁，腹胀痛闷。补益五脏，大养脾肾之气此肾水之脏，非为主之腑也，理内伤阴痿，定魂定魄，补五劳七伤，一切虚损，主癎瘛惊悸其季切，惊动貌，健忘，止烦满短气，脏伤咳嗽，饮食不下，肌肉疼痛，并口疮牙齿疳蚀，明耳目，壮筋骨，通经脉，和血气，消水谷，保元真，解百药酒食邪毒，耐劳役饥渴寒热，辟中外诸邪所伤；久服强志轻身，驻颜延寿，及解中暑伤寒疫疠，饥饱劳损，忧愁思虑，恚怒惊恐，传染并汗后遗热、劳复诸疾，并解两感伤寒，能令遍身结滞宣通，气和而愈；及妇人下乳催生，产后损益，血衰阴虚热甚，一切热证，兼吹奶乳痈，此神验之仙药也，惟孕妇不宜服，滑胎也。

桂府腻白滑石六两 甘草一两，炙

上为末，每服三钱蜜少许，温水调下无蜜亦得，日三服。欲冷饮者，新汲水调下。解利伤寒发汗，煎葱白豆豉汤调下四钱每服水一盏，葱白五寸、豆豉五十粒，煮取汁一盏调下，并三服，效为度。此药是寒凉解散郁热，设病甚不解，多服此药无害，但有益而无损。俗恶性寒，兼易得之贱物，而不明《素问》造化之理，故不取本草神验之言，而多不用焉。若以随证验之，乃凡人之仙药也，不可缺之伤寒当汗而不可下，当下而不可汗者，且如误服此药，则汗出自愈，里热便得宣通而愈。或半在里、半在表，可和解而不可发汗、吐、下者，若服上药多愈；亦获小效，是解散怫郁；邪热甚者，小加减**凉膈散**和解尤佳，或人不当汗者，更可加**苍术末**三分，同葱、豉煎汤调服甚良。孕妇不宜服**滑石**、**麻黄**、**桂枝**要发汗，当即用**甘草**一两、**苍术**二两，同为末，每服四钱，水一盏半，更加入**葱白**五寸、**豆豉**五十枚，同煎至六分，去滓，温服，并三服，取微汗，是名**逼毒散**非孕妇可服。**太白散**加入**麻黄**二两去节，如法煎服，世云**神白散**，或逼毒散与加**麻黄**、**苍术**各等份，去节称，《济众》云**青龙散**，或青龙散欲更加入**滑石**与**苍术**二倍，**最为发汗之妙药也**唯正可汗者即用，误服之则转加热也，名曰**大逼毒散**。或解利两感，同更兼煎**凉膈散**调下**益元散**四钱，或下乳，用猪肉面羹，或酒之类调下四钱，不计时候，日三服，宜食肉面羹粥。**催产**，用温油浆调下三钱，并二三服，以产为度。或死胎不下者，煎三一**承气汤**一服，调下五钱，须臾，更频用温油浆调服，前后俱下，胎下可活产母也。凡难产或死胎不下，皆风热燥涩，紧敛结滞，不能舒缓，是故产户不得自然开也，其药力至，则热结顿开而产矣。慎不可温补，而反生燥热也。俗未知产后日夜损血，疼痛怖惧，以致神狂气乱，则阴气损虚，邪热太甚，而为诸证。由不明《素问》造化，故不识证候阴阳，反以妄谓产后诸虚百损，便为虚冷而无热也，误以热药温补；或见渴烦者，不令饮水，本为善心，为害多矣。岂知治病之道，但以临时审其脏腑六气虚实，明其标本，如法治之而已矣。此药之常多用，虽为效至大，俗以病异药同，将为妄行，反招侮慢。令以若加**黄丹**，令桃红色，是以名**红玉散**；若加**青黛**，令轻粉碧色，名**碧玉散**；若加**薄荷叶末**一分同研，名**鸡苏散**主疗并同，但以回避愚俗之妄侮慢耳。

玄青丸 治下利势恶，频并窘痛，或久不愈，诸药不能止，须可下之，以开除湿热痞闷积滞，而使气液宣行者，宜以逐之，兼宣利积热，酒食积，黄瘦中满，水肿腹胀，兼疗小儿惊疳，积热乳癖诸证唯泄泻者勿服。

黄连　黄柏　大黄　甘遂　芫花醋拌炒　大戟各半两　牵牛四两，取末二两，以上同为细末　轻粉二钱　青黛一两

上为末，匀水丸，小豆大，初服十丸，每服加十丸，空腹、日

午、临卧三服，以快利为度，后常服十五、二十丸，数日后，得食，久病未全除者，再加取利，利后却常服，以意消息，病去为度，后随证止之小儿丸如黍米大或麻子大，退疳惊积热不须下者，常服十丸。

阿胶梅连丸　治下痢，无问久新，赤白青黑，疼痛诸证。

金井阿胶净草灰炒透明，白别研，不细者再炒，研细　乌梅肉去核，炒　黄柏剉，炒　黄连　当归焙　赤芍药　干姜炮　赤茯苓各等份，半两

上为末，入阿胶研匀，水丸，桐子大，温米饮下十丸，食前兼夜五六服，小儿丸如绿豆，忌油腻脂肥诸物也。

牛黄神金丸　治大人小儿呕吐泻利，无问久新，赤白诸色，或渴或不渴，小便涩或不涩，并小儿惊疳积热，痃癖坚积，腹满硬痛，作发往来，亦能宽膈消食。

轻粉　粉霜　硇砂以上另研　雄黄研　朱砂　信砒　巴豆去皮，各一钱　黄丹　蜡三钱

上先研粉霜，次旋入硇砂研细，下雄黄、朱砂、信砒，再研，下丹粉研匀，别研巴豆烂为油，与前药研匀，近火上炙，控热，别研，蜡软入药，匀搓作剂，旋丸小豆大，新水下一丸，小儿黍米、麻子大，或止吐泻利疾，调甘露散是桂苓甘露饮，或益元散亦得。

芍药柏皮丸　治一切湿热恶痢，频并窘痛，无问脓血，并宜服之。

芍药　黄柏各一两　当归　黄连各半两

上为末，水丸，小豆大，温水下三四十丸，无时，兼夜五六服忌油腻脂肥、发热物等。

二胜丸　治泻痢虚损，不问久新者。

盐豉　紫蒜去皮，各等份

上同杵为膏，丸如桐子大，每服三丸至五丸，以米饮汤下，如未愈及赤白痢，腹满胁痛，更与杏仁丸。

杏仁丸　治一切赤白泻痢，腹痛里急后重者。

杏仁　巴豆去皮，各四十九个

上以药同烧存性，研细如泥，用蜡积定，旋丸如桐子大，每服一二丸，煎大黄汤下，间日一服。

白术圣散子　治一切泻痢，久不瘥，并妇人产后痢亦治。

御米壳二两，蜜炒　当归　肉豆蔻　缩砂仁　石榴皮　诃子干姜炮　陈皮去白　白术　甘草　芍药各等份

上为细末，每服二钱，水一大盏，入乳香少许同煎，和滓服。

胜金膏　治一切泻痢不已，诸脉浮洪者，反多日不已，脉微小者立止。

巴豆皮　楮实叶同烧存性

上为末，熔蜡丸如绿豆大，每服五丸，煎甘草汤下。

大圣全真散　治一切寒热，赤白溏泄等痢疾。

御米壳半斤，炒　干姜半两，炮　甘草炙　醋石榴皮炒　陈皮去白　白茯苓去皮　当归各一两

上为末，每服二钱，水一盏，小儿半盏，乳香同煎至七分，食前，忌油腻、生硬冷物等。

车前子散　一名断痢散，能治一切痢不止。

车前子不以多少，炒香

上为末，每服二钱，米饮调下，食前，空心。

象骨散　治脾胃虚弱，心腹胀满，水谷不消，噫气吞酸，食辄呕吐，霍乱泄泻脓血，四肢沉重，脐腹疼痛，里急夜起频并，不思饮食，皆可治之。

象骨四两，炒　诃子取肉　甘草各二两　肉豆蔻　枳壳各一两干姜半两

上为末，每服三钱，水一盏半，煎至八分，和滓热服，食前，日三服。

海蛤玉粉散　治血痢，解脏中积毒热。

海蛤不以多少

上为末，每服二钱，入蜜少许，冷水调下，不拘时候。

卷第六

妇人论

《素问》曰：目得血而能视，耳得血而能听，指得血而能摄，掌得血而能握，足得血而能步，脏得血而能液，腑得血而能气。然血所通流，则气亦然也。气血宣行其中，神自清利，而应机能用矣。故《素问》：气血人之神也，不可不谨调护。然妇人以血脏为基本也，夫妇人之病，手太阳、足少阴，小肠、心之经络为里表，起自任冲之脉，于中极之下，以上毛际，循腹里关元，上至咽喉颐，循面目，过带脉，贯脐而止。以妇人月水一月一来，如期谓之月信。其不来，则风热伤于经血，故血在内不通；或内受邪热，脾胃虚损，不能饮食，食既不充，荣卫凝涩，肌肤黄燥，面不光泽；或大肠虚变为下痢，流入关元，致绝子嗣，为子脏冷虚劳损，而病带下，起于胞内。夫带下之造化，但分经络，标本殊异，为病之本气也。其病所发，正在过带脉之分，而淋沥以下，故曰带下也。赤白之说者，无定也。法曰：头目昏眩，口苦舌干，咽嗌不利，小便赤色，大小便秘涩滞，脉实而数者，皆热证也。凡白带下者，亦多有之，为病寒岂能然？《素问》"亢则害，承乃制"，谓亢过极而反兼己胜之化，制其甚也，则如火炼金，热极则反化为水，及六月热极，则物反出液而湿润，林木流津。故肝热则出泣，心热甚则出汗，脾热甚则出涎，肺热甚则出涕，肾热甚则唾。大凡俗论，以煎热汤，煮极则沸溢，及热气重蒸于物，而生津液也。故下部任脉湿热甚者，津液涌而溢，以为带下。见俗医白带下者，但依方论而用辛热之药，虽有误中，致令郁结热气，不能宣通，旧病转加，世传误之久矣。

人参白术散 治遍身燥湿相搏，玄府致密，烦心怔悸，发渴，饮食减少，不为肌肤。

人参三钱　白术七钱　薄荷半两　缩砂仁三钱　生地黄　茯苓去皮　甘草各半两　黄芩二钱　滑石三两　藿香三钱半　石膏一两

上为末，每服三钱，水一盏，煎至六分，去滓温服，食前，日二三服。

白术汤 治妊娠血液虚衰，痿弱，难以运动，气滞痹麻，荣卫不能宣通。常服养液润燥，开通结滞，令血昌盛。

白术三两　寒水石　当归　黄芩　芍药　人参　石膏　干葛　防风　缩砂仁　藿香各半两　甘草　茯苓各一两　木香一分　崔宣武方用白术一两

上为末，每服三钱，水一盏，生姜三片，同煎至六分，去滓温服，食前，日三服。又宜服人参半夏，加一服甚妙。

二气丹 治月水不调，断绝不产，面黄肌瘦，憔悴不美食，有燥热，以柴胡饮子相参服之。

大黄四两，另为末，醋一升，慢火熬成膏子　当归焙　白芍药各二两

上为末，以膏子和丸，如桐子大，每服二十丸，淡醋汤下。食前，日进三服如月水不通，加入没药半两，干漆炒出火烟，硇砂研，斑蝥去翅足，炒熟用，以上各三钱。《本草》云：凡用熬，不可生用，用则吐泻耳，官桂二钱

当归龙骨丸 治月事失常，经水过多，及带下淋沥，无问久新，赤白诸证，并产后恶物不止，或孕妇恶露，胎痛动不安，及大人小儿痢泻，并宜服之。

当归　芍药　黄连　染槐子　艾叶炒　茯苓各半两　龙骨　黄柏各一两　木香一分

上为末，滴水为丸，如小豆大，温米饮下三四十丸，食前，日三四服。

当归人参散 治产后虚损痿弱，难以运动，疼痛胸满，不思

饮食。

当归　白术　黄芩　芍药　大黄　茯苓_{去皮}　陈皮_{各半两}　人参　黄芪_剉　厚朴_{去皮，姜制}　川芎　官桂_{各三钱}　甘草_{一两}　枳壳_{四钱，去瓤，炒}

上为末，每服三钱，水一盏，生姜三片，煎至六分，去滓，不计时候，温服。如大便闭，以此散下和中丸。

增损四物汤　治月经不调，心腹疼痛，补血脏，温经驻颜。

川芎　当归　芍药　熟地黄　白术　牡丹皮_{各半两}　地骨皮_{一两}

上为末，每服五钱，水一盏，煎至六分，去滓温服，食前。

当归川芎散　治风壅头目，昏眩痛闷，筋脉拘倦，肢体麻痹。保护胎气，调和荣卫。

当归　川芎_{各半两}　甘草_{二两}　黄芩_{四两}　薄荷_{一两}　缩砂仁_{一分}

上为末，温水调下一钱，渐加至二钱，食后，日进三服。

辰砂大红丸　治产后寒热运闷，血食块硬，疼痛不止。

朱砂_{一半入药，一半为衣}　生地黄_{各一两}　附子炮　没药　乳香　苁蓉　肉桂　玄胡　姜黄　硇砂_{各半两}　斑蝥_{一分}　海马_{半钱}

上为末，酒煮面糊为丸，如酸枣大，每服一丸，煎当归酒下，放温。经水不行，煎红花酒下。

三圣散　治产后赤血痢不止。

乌鱼骨_炒　烧绵灰　血余灰_{汗脂者，各等份}

上为细末，每服一钱，煎石榴皮汤调下，热服。

没药丹　治产后恶物不下，月候不行，血刺腰腹急痛，或一切肠垢沉积，坚满痞痛，作发往来，或燥热烦渴，喘急闷乱，肢体疼倦_{大人小儿心腹暴痛。孕妇自利，恶物过多不宜服。燥热极甚，血液衰竭不可强行，宜调气养血，细详证用。}

没药_{一钱}　当归　大黄_{各一两}　牵牛_{二两}　官桂_{一分，以上同为末}　轻粉　硇砂_{各一钱，同研}

上研匀，醋面糊为丸，如小豆大，每服五丸至十丸，温水下，以快利及积病下为度虽利后，病未痊者，后再加取利。止心腹急痛，煎乳香下，未止，亦大便利。

黄药子散 治月事不止，烦渴闷乱，心腹急痛，肢体困倦，不美饮食。

黄药子 当归 芍药 生地黄 黄芩 人参 白术 知母 石膏以上各一两 川芎 桔梗 甘草 紫菀 柴胡 槐花子各一分

上为粗末，抄三钱，水一中盏，煎至七分，滤汁温服，食前，日一服。

大延胡索散 治妇人经病，并产后腹痛，或腹满喘闷，或癥瘕癖块，及一切心腹暴痛。

延胡索 当归 赤芍药 京三棱 川楝子 蓬莪术 官桂 厚朴 木香 川芎各一分 桔梗 黄芩 大黄各半两 甘草一两 槟榔二钱

上为末，每服三钱，水一中盏，煎至六分，去滓热服，食前，日三服。恶物过多，去大黄、官桂，加入黄药子、染槐子、龙骨各半两，如前法，或平人心胃急痛，加本方煎服，得利尤好。

枳实槟榔丸 治安养胎气，调和经候，癥瘕痞块，有似妊孕，可以久服，血气通和，兼宽膈美食。

枳实生 槟榔 黄连 黄柏 黄芩 当归 阿胶灰炒，别研木香各半两

上为末，水和丸，如小豆大，温米饮下三十丸，不计时候，日三服。

软金花丸 治心胸腰腹急痛，或淋闭，并产前后经病刺痛，干血气劳，往来寒热，四肢困倦，夜多盗汗者，兼治血积、食积。

当归半两，焙 干漆生用 巴豆去油，各二钱 斑蝥生，全用为末 轻粉 硇砂 霜粉各一钱

上为末，同研细，枣肉为膏，旋丸如绿豆大，每服一丸，新水下，病甚者加服，看虚实。

大红花丸 治妇人血积聚癥瘕，经络涩滞。

川大黄　红花各二两　虻虫十个，去翅足

上取大黄七钱，醋熬成膏，和药丸如桐子大，每服五七丸，温酒下，食后，日三服。

黄芩汤　治妇人孕胎不安。

白术　黄芩各等份

上为末，每服三二钱，水二盏，入当归一根，同煎至一盏，温服。

海蛤丸　治妇人小便浊败，赤白带下，五淋，脐腹疼痛，寒热，口干舌涩，不思饮食。

海蛤　半夏　芫花醋炒　红娘子去翅足　诃子炒　延胡索　川楝子面裹炒，去皮　茴香炒，各一两　乳香三钱　硇砂半两　朱砂半入药，半为衣　没药各一钱，研　当归一两半

上为末，醋煮面糊为丸，如小豆大，每服五丸至七丸，醋汤下，量病人虚实加减。

乌金散　治妇人诸疾，寒热头痛，一切等疾。

乌金子　肉桂　蒲黄　当归　虻虫　血余灰　水蛭　鲤鱼灰　木香　青皮　皂角大者，炙，各半两　芍药　芫花醋炒，各三两　巴豆一钱，出油　朱砂少许　棕皮灰　红花各一两　川乌头半两

上为末，每服半钱，加至一钱，煎生姜汤调下，空心食前，忌油腻物。

伏龙肝散　治妇人血崩不止，或结作片者。

川芎　当归　刺蓟根　地榆各一两　阿胶炙　青竹茹各八钱　伏龙肝七钱　生地黄　续断各一分

上为末，每服三钱，水一盏半，煎至一盏，温服，日五服，不计时候，后服补药阿胶丸。

阿胶丸

阿胶　鳖甲　川芎各六分　续断　鹿茸各五分　龙骨一两半　地胆四分　乌鱼骨八钱　丹参六钱　龟甲十分

上为末，醋面为丸，如梧子大，每服三十丸，艾汤下，日进

77

三四服。

麝香杏仁散 治妇人阴疮。

麝香少许 杏仁不以多少，烧存性

上为细末，如疮口深，用小绢袋子二个盛药满，系口，临上药炙热，安在阴内立愈。

朱砂斑蝥丸 治妇人产后吃硬食，变作血气食块，无问久新。

皂角末二钱 巴豆四个，去油 朱砂一钱 硇砂一皂子大块 干蝎一个，全 斑蝥十个 红娘子五个 水蛭三个

上为细末，蜜和丸，都分作十五丸，每服一丸至二丸、三丸，温酒下。初更吃，平明取下，血化水，十年之病皆治之或大便或小便不多。

补养寒论

《素问》云：诸寒收引，皆属于肾。肾者，少阴也，少阴者，至阴也，至者为极也。少阴者，冬脉所旺，居北而属水，为寒，为归藏，为周密，寒中收引拘缩，寒之用也。其病上下所出，水澄澈冷，清者不浊，其气寒冷，水谷不消化，吐利清冷，为病寒则如天气，寒而水自清也。

《素问》云：太阳受寒，血凝为瘕；太阴受寒，气聚为疝。但脉急，而寒之象也；急主于痛，故紧急也。又《内经》云：数则为热，迟则为寒；诸阳为热，诸阴为寒。脉当迟缓，寒毒内郁。洪数为热所养，心之脉也。寒气生清，水清就于湿，故以下利清白，此乃肠胃寒，则化物不常。热则壅涩不通，寒胜则火衰，火衰金旺，吐利腥秽。秽者，金肺之臭也。热则喜酸，寒则水腥，只如四肢逆冷，坚痞腹满，屈伸不便，禁固战慄，谓阴水主之；舒倦不便，诊其脉沉伏而迟，病之证也。若身凉不渴而寒，踡足而卧，恶闻人声，不欲言，皆阴证也。阴阳停则和，偏则病。如阳气暴绝，阴气独胜，则为寒证；阴气暴绝，阳气独

胜，则为热证。

经云：阳盛阴虚，汗之而死，阴盛阳虚，下之而死。若阳实外热，阴虚内寒，阴实内热，阳虚外寒，阳实伐其阳，当凉膈散、承气汤主之；阴实伐其阴，当白术散、四逆汤主之。

论曰：大凡治病，必求标本。受先者为本，次者为标，此为兼证。故知逆与从，正行无问。知标本者，万举万当，不知标本者，是谓妄行也。本病相传，先以治其急。六气为本，三阴三阳为标，故病气为本，受病经络脏腑谓之标也。

防风当归饮子　治脾肾真阴损虚，肝心风热郁甚，阳胜阴衰，邪气上逆，上实下虚，怯弱不耐，或表热而身热恶寒，或里热而躁热烦渴；或邪热半在表、半在里，进退出入不已，而为寒热往来；或表热多则恶寒，里热多则发热；或表之阳分，阳和正气与邪相助，并甚于里，蓄热极深，而外无阳气，里热极甚，阳极似阴而寒战，腹满烦渴者；或里之阴分，正气反助邪热，并甚于表，则躁热烦渴而汗出也；或邪热壅塞者，而烦热疼痛者；或热结极甚，阳气不通，而反觉冷痛；或中外热郁烦躁，而喜凉畏热者；或热极闭寒，不得宣通，阳极似阴，中外喜热而反畏寒者；或躁热烦渴者；或湿热极甚，而腹满不渴者；或一切风热壅滞，头目昏眩，暗风眼黑，偏正头疼，口干鼻塞，耳鸣及聋，咽嗌不利；或目赤肿痛，口疮舌痹；或上气痰嗽，心胁郁痞，肠胃燥涩，便溺淋闭，或是皮肤瘙痒，手足麻痹；或筋脉拘急，肢体倦怠；或肌肉跳动，心忪惊悸；或口眼㖞斜，语言謇涩，或狂妄昏惑，健忘失志，及或肠胃燥热怫郁，而饥不欲食，或湿热内余，而消谷善饥，然能食而反瘦弱；或误服燥热毒药，及妄食热物过多，而耗损脾肾，则风热郁甚，而多有如此，不必全见也。无问自病及中燥热毒药所使者，并宜宣通气血，调顺饮食久服之，旧病除去，新病不生，设虚人常服，补益功验，自可知矣。

当归　大黄　柴胡　人参　黄芩　甘草炙　芍药各一两　滑石二两

上停，每服三钱至五钱，水一大盏，生姜三片，同煎至七分，去渣温服。

双芝丸　治补精气，填骨髓，壮筋骨，助五脏，调六腑，久服驻颜不老。

熟干地黄焙，取末　石斛去根，酒炙　五味子焙　黄芪剉　肉苁蓉酒浸　牛膝酒浸　菟丝子酒浸三日，淘，炒　杜仲蜜水浸泡　糜鹿角霜半斤　沉香三钱　麝香二钱　白茯苓去皮　人参　覆盆子　干山药　木瓜　天麻酒浸　秦艽以上各一两　薏苡仁二两，炒

上为末，炼蜜为丸，如桐子大，每服二十丸至三四十丸，温酒下，盐汤、米饮亦可。凡年五十岁以上，加入黑附子以青盐汤蘸泡，鹿角一大对，去顶三指，硫黄半斤，浑用。上用麻油，釜中以水同煮，常令微沸，勿太急甚，水耗只旋添温水，须用水以备添也。炼令角胶汁出尽，其角如霜，以手捻如腻粉乃盛之取用，勿令秽污着也。

内固丹　治诸补养肾气，调和脾脏，寿高者常服，筋骨劲健，浑如壮士。

肉苁蓉酒浸　茴香炒，一两　破故纸　胡芦巴炒　巴戟去心　黑附子炮　川楝子　胡桃仁各四两，面炒

上为末，研桃仁为膏，余药末和匀，酒面糊为丸，如桐子大，每服十丸至三十丸，温酒、盐汤下，食前，虚者加至五七十丸。此药明目，补元乌发，进美饮食，空心。

大补丸　治男子脾肾不足，不问久新者。

陈萝卜子　陈韭子以上并炒　蕤仁去皮，各半两　川山甲七片，酒炙　麝香少许

上为细末，用蜜和丸，如樱桃大，每服一丸，温酒送下，食前空心。

蛤蚧散　治肺胃气攻心刺痛者。

蛤蚧一对，稍❶炙　乳香　木香　白茯苓　丁香　茴香各一钱　川山甲二钱

---

❶ 稍：校本皆作"酒"。

上为细末，每服一钱，好温酒调下，空心，食前。

金锁丹　治男子本脏虚冷，夜梦鬼交者。

龙骨_{水飞}　菟丝子_{一两}　破故纸　韭子　泽泻　牡蛎_{各半两}
麝香_{少许}

上为末，酒面糊为丸，如桐子大，每服三十丸，温酒下，空心，食前，日三服。

调中丸　治脾胃虚，止呕吐，宽利胸膈。

青皮　红皮_{各一两}　大黄_{二两}　牵牛_{三两}

上为细末，滴水和丸，如桐子大，每服三二十丸，温水下，空心，食前。

水中金丹　治元脏气虚不足，梦寐阴人，走失精气。

阳起石_研　木香　乳香_研　青盐_{各一分}　白龙骨_{一两，紧者，}
_{捶碎；绢袋盛，大豆蒸，豆熟取出，焙干，研}　骨碎补_炒　茴香_炒　杜
仲_{各半两，去皮，生}❶_{姜炙，丝尽}　黄戌肾_{一对，酒一升，煮熟，切作片}
_{子，焙}　白茯苓_{一两，与肾为末}

上为细末，酒面糊和丸，如皂子大，每服二丸，温酒下，空心，忌房室。

和气地黄汤　治沉积气结不散，调养荣卫，补顺阴阳，常服以代汤茶酒果。

木香_{一字}　楝桂_{去皮}　茯苓_{去皮}　白芥子_{各一钱，炒香}　白术
干山药　川芎　当归_{各一分，焙}　桂花　缩砂仁_{各半钱}　甘草_半
_{两，炙}

上为细末，入麝香少许，研匀，用数重油纸，或瓷器内密封起，每用蜜二斤，饧饴一斤，温好甜水五升，化匀开，抄前药并杏仁十枚，去皮尖，洗净，炒香焦，槌碎，湿地黄根许切长寸，约取汁半盏，温服。

白术调中汤　治中寒痞闷急痛，寒湿相搏，吐泻腹痛，上下所出水液，澄沏清冷，谷不化，小便清白不涩，身凉不渴，本末

---

❶　生：此前原有"生"字，据校本删。

不经，有见阳热证，其脉迟者是也。此因饮食冷物过多，阴盛阳衰而为中寒也；或冷热相击而反阳气怫郁，不能宣散，怫热内作，以成热证者，不可亦言为冷，当以脉证别之。夫湿热吐泻，常见阳脉，若亡液气虚，亦能反见诸阴脉也，当以标本之，不可治，或热证误服此白术调中汤，温药亦能开发阳气，宣通而愈，别无加害，无问寒热久新，并宜服之。或有口疮目疾，孕妇等吐泻者，以畏干姜、官桂，不宜服。

白术　茯苓去皮　红皮去白　泽泻各半两　干姜炮　官桂去皮　缩砂仁　藿香各一分　甘草一两

上为末，白汤化蜜少许，调下二钱，日三服，或炼蜜和就，每两作十丸名白术调中丸，小儿一服分三服。

人参白术散　此方证同调中汤治法。

人参　白术　茯苓　甘草　橘皮　葛根　泽泻　滑石　藿香以上各半两

上为末，每服三钱，水一盏，煎至六分，解利，妊妇加苍术三五片，热服。

白术散　治伤寒下后余热，以药下之太过，胃中虚热，饮水无力也，当生胃中津液，多服此。

人参　白术　木香　白茯苓　甘草剉，炙　藿香叶各一两　干葛二两，剉

上为末，每服一钱至二钱，水一盏，煎至五分，温服。如饮水者，多煎与之，无时也。

丁香附子散　治脾胃虚弱，胸膈痞结，吐逆不止。

附子一两，者　母丁香四十九个　生姜半斤取自然汁半碗

上用附子钻孔四十九个，以丁香刺上面填内，将生姜汁用文武火熬尽，又取大萝卜一个，取一穴子，入附子，又填内，萝卜盖之，又用文武桑柴火烧香熟为度，取出，切附子作片子，焙干，捣为细末，每服一钱，米汤一盏调下，日进三服。

何首乌丸　治男子元脏虚损，发白再黑，填精。

何首乌半斤　肉苁蓉六两　牛膝四两

上将何首乌半斤，用枣一层，何首乌甑内蒸枣软用，刀切，焙，同为末，枣肉和丸，如桐子大，每服五七丸，嚼马楝子服，酒退，食前。一服加一丸，日三服，至四十九丸即止，却减至数，效如神妙。

煨肾丸 治男子腰膝疼，夜多小便者。

川楝子　茴香炒　破故纸　胡芦巴　马楝花以上各等份

上除茴香外，四味酒浸，同为末，酒煮面糊丸，如桐子大，每服十丸至二十丸，温酒下，空心食前。

神仙楮实丸 治积冷气冲心胸，及背有蛔虫疼痛，痔瘘，痃癖气块，心腹胀满，两肋气急，食不消化，上逆气奔于心，并疝气下坠，饮食不得，吐水呕逆，上气咳嗽，眼花少力，心虚健忘，冷风偏风等疾，坐则思睡，起则头眩，男子冷气，腰疼膝痛，冷痹风顽，阴汗盗汗，夜多小便，泻痢，阳道衰弱，妇人月水不通，小便冷痛，赤白带下，一切冷疾，无问大小。能明目，益力轻身，补髓益精。

枳实子一升，淘去泥，微炒　官桂四两，去皮　牛膝半斤，酒浸三日　干姜二两，炮

上为末，酒面糊为丸，如梧桐子大，每服二十丸，温酒下，空心食前，盐汤亦得。

补中丸 治一切气疾，心腹疠痛，呕吐气逆，不思美食。

厚朴生姜制香　干姜炮　陈皮去白　白茯苓去皮　甘草炙紫，各等份

上为末，炼蜜为丸，如樱桃大，每服一丸，空心，白汤化下，细嚼亦得。

荜澄茄丸 治中焦痞塞，气逆上攻，心腹疠痛，吐逆下利，不美饮食。

荜澄茄　阿魏各半两，醋面裹，烧热　良姜二两　神曲炒　青皮去白　官桂去皮，各一两

上为末，醋面糊为丸，如桐子大，每服二十丸，生姜汤下，不计时候。

疼痛论

夫痛者，经脉流行不止，环周不休，寒气入经而稽迟，血泣涩而不行，客于脉外，血少；客脉中，气不通，故卒然而痛。其痛者，卒然而止，或痛甚而不休，或痛甚不可按，或按之而痛止，或按之而无益，或喘痛动应手，或与心背相引而痛，或胁肋与小腹相引而痛，或腹痛，或引阴股，宿昔而成积，或卒然而痛死不知人，世少间复生，或痛而闭。不通者，诸痛各不同形。

经曰：寒气客于脉外，则脉寒；脉寒则蜷缩，蜷缩则脉绌音督。脉绌急则外引小腹，卫气不得通流，故卒然而痛，得炅则痛止。寒气客于经脉之中，相薄则脉满，满则血气乱，故痛而不可按。寒气客于肠胃之间，膜原之下，血不得散，小腹急引故痛，按之血气散，痛乃止也。胁肋痛者，寒气客于厥阴之络脉也。背与心相引痛者，寒气客于背俞之脉，注于心相引痛。厥气客于阴股，血泣，在小腹相引痛。卒然而痛死者，寒气客于五脏，厥逆上壅，阴气竭，阳气未入，故卒然痛死，气复反则生矣。视其五色，黄赤为热，白青则为寒，青黑为痛。经曰：感虚乃陷下，其留于筋骨之间，寒多则筋挛骨痛，热则骨弛肉消。但痛痒疮疡、痛肿血聚者，皆属心火热也，不可一例为寒。凡治痛者，先察本，次明经络皮部虚实，用药无误矣。

神砂一粒丹 治一切厥心痛，小肠、膀胱痛，不可止者。

附子一两，炮　郁金　橘红并等附子停用

上为末，醋面糊为丸，如酸枣大，以朱砂为衣，每服一丸，男子酒下，妇人醋汤下，服罢又服散子。

神圣代针散

乳香　没药　当归　川芎　香白芷各半两　元青一两，去足翅

上为细末，更研，每服一字，病甚者半钱先点，好茶一盏，次掺药末在茶上，不得吹搅，立地细细急呷之。心惊欲死者，小

肠气搐得如角弓，膀胱肿硬，一切气刺虚痛，并妇人血癖、血刺、血迷、血晕、血冲心，胎衣不下，难产，但一切痛疾，服之大有神验，只是要详疾证用药。

茴香丸 治男子、妇人脐腹疼，痛刺胸膈不止者。

茴香炒 良姜 官桂各半两 苍术一两，泔浸

上为末，酒面糊和丸，如桐子大，每服十丸，生姜汤下，痛，温酒下，空心食后。

趁痛丸 治一切走注疼痛，妇人经脉住滞，水肿腹胀。

甘遂 大戟 芫花 黄牵牛各等份

上为末，以荞面同末和作饼子，扦切为棋子，煮熟服之，得利为度，每服一钱，加减相虚实。

六合散 治一切燥结，汗后余热宣转不通，亦名金钥匙散，并治小肠气结，血腹满，胸中结癖，走注疼痛。

大黄一两，纸裹煨 白牵牛生 黑牵牛微炒 甘遂各半两 槟榔三分，生 轻粉

上为细末，每服一钱，蜜水调下服，量虚实加减。

定痛丸 治打扑损伤，筋骨疼痛。如骨损者，先整骨，用竹夹定，然后先用好酒下麻黄三钱，然后服药大效。

乳香一分 蒴藋根白皮，干 川椒 当归 没药 赤芍药 川芎 自然铜以上各半两

上为末，熔蜡为丸，如弹子大，细嚼，酒下一丸。

香壳散 治小肠气，脐腹搅痛急，阴股中疼闷，不省人事。

舶上茴香用盐炒 枳壳各一两 没药半两

上为末，每服一钱，温热酒下，不计时候，并二三服。

金针丸亦名六神丸 治阳绝，癖气，心腹不忍者。

丁香 木香 乳香 阿魏 轻粉 朱砂 槟榔 官桂 桂心 巴豆去皮 杏仁去皮 不灰木 肉豆蔻 阳起石 骨碎宝去毛，以上各等份

上为细末，水面糊为丸，如小豆大，每服一丸，针穿作孔子，小油内滚过，灯焰内燎遍，于油中蘸死，嚼生姜下，不计时

候，日三服，虚实加减。

一粒金丹　治腰膝走注疼痛如虎啮。

草乌头　五灵脂各一斤　白胶香半斤　木鳖子　地龙去土，炒，各四两　细墨　乳香各一两　当归焙　没药各二两　麝香一钱

上为末，再研一千下，糯米面糊和丸，如桐子大，每服一丸至二丸，温酒下。吃药罢，遍身微汗，神验。

没药散　治一切心肚疼痛不可忍者。

没药　乳香别研，各三钱　川山甲五钱，炙　木鳖子四钱

上为细末，每服半钱至一钱，酒大半盏，同煎，温服，不计时候。

痔门类

夫肠风痔病者，所发手太阴、手阳明经，以应动脉，谓肺与大肠为表里，主为传道，以行糟粕。肠风痔病有五种，其证亦异。盖因阳气虚而玄腑疏，风邪乘而热自生，风湿邪热攻于肠中，致使大便涩而燥热郁，血热散而流溢，冲浸渗❶肠里，故以先血后便。热在下，先便后血；热在上，先血后便，久而不愈乃作痔。

《素问》云：因而饱食，筋脉横解，房室劳伤，肠癖为痔。风热不散，谷气流溢，传于下部，故令肛门肿满，结如梅李核，甚者变成瘘也。五脏切宜保养，勿令受邪。

香壳丸　治湿热内甚，因而饱食，肠癖为诸痔，久而成瘘，速治悉愈。

木香　黄柏各三钱　枳壳去瓤，炒　厚朴各半两　黄连一两猬皮一个，烧灰　当归四钱　荆芥穗三钱

上为末，面糊为丸，如桐子大，每服二三十丸，温水下，食前，日三服。

---

❶ 渗：校本皆作"浚"。

楤藤子丸 治肠风泻血，湿热内甚，因为诸痔，久而不治乃变成瘘。

黄芪　枳实　槐花　荆芥穗　凤眼草以上各二两　楤藤子一对，炙　皂子三百个，炙

上为细末，面糊为丸，如桐子大，每服二三十丸，空心，酒下。米饮亦得，忌油腻、冷、猪、鱼、臭血物等。

乌荆丸 治肠风痔疾，大肠闭涩。

川乌头二两，炮　荆芥穗四两

上为末，醋面糊为丸，每服二三十丸，如桐子大，温水下，日三服。

黄芪葛花丸 治肠中久积热，痔瘘下血疼痛。

黄芪　葛花　生地黄焙　黄赤小豆花各一两　大黄　赤芍药　黄芩　当归各三分　猬皮一个　槟榔　白蒺藜　皂角子仁炒，各半两

上为末，炼蜜和丸，如桐子大，每服二十丸至三十丸，煎桑白皮汤下，食前。槐子煎汤下亦得。

黄连散 治肠风下血，疼痛不止。

黄连　鸡冠花　贯众　川大黄　乌梅各一两　甘草三分，炙

上为末，每服二钱，用温米饮调下，日三服，不计时候。

乳香没药散 治五种肠风痔瘘，无问久新。

宣黄连　白矾各一两　谷精草半两　醋石榴一个，用刀子割下盖子，里面取子三停，一停次将黄连、白矾碎，都入石榴内，用元盖子合用，湿纸一张裹了，后用胶泥拍作饼子，裹石榴，以炭火烧通赤，取出，去泥纸，次将谷精草于铫子内炒焦黄⑥，与石榴同研令极细，后却入麝香一钱　乳香二钱　没药一钱　研细拌匀

每服一钱，热酒小半盏调下，日三服。

木香厚朴汤 治痔瘘脱肛，肠胃冷，腹胁虚胀，不思饮食。

木香　陈皮　桂心　桃仁　厚朴各一两　肉豆蔻　赤石脂各半两　大附三两，炮　皂角子三两，去皮、子，酥煮黄

上为末，每服二钱，温粥饮调下，食前。

疟疾论

《素问》云：痎疟皆生于风，其蓄作有时，何气使然？夫阴阳上下交争，虚实相移也。阳并于阴，阴实阳虚，寒慄鼓镇，此皆夏伤于暑，热气藏于皮肤之内，肠胃之外，腠理开，得秋气汗出，遇风得之，与多卫气并。卫气昼行阳，夜行阴，气得阳外出，行阴内传外，内外相传，是以日作。其有间日者，气深内传于阴，阳气独发，阴邪内着，阴与阳争不得出，是以间日作也。其作宴与早者，邪气客于风府，循膂而下，卫气一日一夜大会于风府，其日下一节，先客于脊背，每至风府，则腠理开；腠理开，则邪气入；邪气入，则病作宴也。

夫寒者，阴气也；风者，阳气也。先伤寒而后伤风，故曰先寒而后热，名曰寒疟；先伤于风后伤寒，故曰先热而后寒，名曰温疟；其热而不寒者，阴气先绝，阳气独胜，少气烦冤，手足热欲吐，名曰瘅疟。有余则泻，不足则补。热为有余，寒为不足。寒已得火不能温，热已冰水不凉，气阴胜。并于阳，阳胜；并于阴，阴胜。阴胜则寒，阳胜则热。故疟者，阴阳风寒，虚实邪气不常之所作也。

辟邪丹 治岚瘴鬼疟、食疟，并日频日者。

绿豆　雄黑豆各四十九粒　信砒半钱，另研　黄丹一钱，为衣
朱砂二粒

上为末，同入乳钵内，滴水为丸，分作三十粒，每服 1 粒，用东南桃心取七枝，研汁，将井花水，早晨日欲出未出时吞之，醋汤亦得，当发日服。

斩邪丹 治诸般疟疾无时，不止者。

绿豆　小豆三十粒，口退皮再入　朱砂　信砒各一钱

上为末，同研细，滴水和丸，匀分作十丸，每服一丸，以早晨服，夜间于北斗下，香水献至早晨，用新倒流水下。

断魔如圣丹　治疟疾，不问久新。信砒一钱　蜘蛛大者，三个
雄黑豆四十九粒

上为末，滴水和丸豌豆大，来日发，今夜北斗下献早晨纸
裹，于耳内扎一丸，立愈如神圣，一粒可医三人。

辰砂丸　治一切脾胃虚，疟邪热毒者。

信砒　甘草各一钱　朱砂二钱　大豆四十九粒

上为末，滴水和丸，分作四十九服，发日日欲出，煎桃心汤
下，忌热物。

疟神丹　治诸般疟疾。

信砒一两　雄黄一钱

上以于五月五日，用粽子尖左右研三千下，日未出，不令鸡
犬、妇人见，丸如桐子大，未发前一日，面东，冷水下一丸。

趁鬼丹　治一切疟疾，神效。

信砒一钱　大豆七钱　雄黄　轻粉　荷叶各半钱　甘草一寸

上为末，滴水为丸，如小豆大，重午日未出，不见鸡犬、妇
人修合，每服一丸，无根水下。平日夜视北斗，来日服，忌
热物。

卷第七

眼科论

《素问》云：目得血而能视，手得血而能握。其证足厥阴经之经络所主，肝脏受虚，而即补肾，受实而即泻心。夫人之眼目者，似天地之日月也。若人无双目，岂能辨贤愚？天无日月，万物安得照耀？是以眼通五脏，气贯五轮，外应肝候。肝脏虚而风邪郁，风邪郁而热蕴，冲火炎上行，故攻目昏，渗涩疼痛，赤丝发眦。荣卫实则能视，荣卫虚则昏暗。凡人多餐热物，或嗜五辛，坐湿当风，凌寒冒暑，将息失度，皆丧目之源也。

黄连膏 治一切眼目瘀肉攀睛，风痒泪落不止。

朴硝一斗，以水半■❶，淘净去土，焙干用 白丁香五升，以水一■淘净去土，搅细用 黄连半斤

上取水，入硝、香，釜内熬至七分，淘出令经宿，水面浮牙者，取出控干，以纸袋子盛，风中悬至风化；将黄连细末熬清汁，晒干；硝用猪羊胆和，加蜜点之效矣。

涤昏膏 治一切风眼疼痛不可忍者，洗之甚妙❷。

好崖蜜一斤 黄丹炒紫色 黄连各一两 没药半两

上入蜜同熬黑，煎黄连成稠汁，入二味药内，煎熬稠，更入没药末，同熬数沸，滤去滓，洗之妙甚后更用通天散嗞鼻。

通天散 治偏正头疼，并夹脑风，通一切壅滞，明目。

赤芍药 川芎 黄连 黄芩 延胡索 草乌头 当归 乳香

---

❶ ■：校本皆作"斗"。
❷ 甚妙：校本皆作"妙矣"。

别研，各等份

上为细末，每服少许，纸捻子蘸药，任之鼻嗅，神效。

神芎散　治风热上攻，头目眩痛，上壅鼻塞眼昏，并牙齿闷痛。

川芎　郁金各二钱　荆芥❶　薄荷叶各一分　红豆一钱，以上为细末后，入盆硝　盆硝二钱

上研匀，鼻内嗅三两剜耳，力慢加药，病甚者，兼夜嗅之。凡热多风少，随证选用诸药。

金丝膏　治一切目疾，昏暗如纱罗所遮，或疼或痛。

宣黄连半两，剉碎，水一盏，浸一宿，取汁，再添水半盏浸滓，经半日许，取汁，与前汁放，别用水半盏　蜜一两　白矾一字　井盐一分，如无以青盐代之　山栀子二钱，好者，捶碎，与黄连滓同煮五七十沸，取尽为末，滤去滓，与前黄连汁一处，入余药

上用银瓷器内，同熬十余沸，用生绢上细纸数重，再滤过，用时常点。

白药子散　治一切疳眼赤烂，目生翳膜，内外障疾，并小儿吐利疳泻。

白药子一两　甘草半两

上为末，用猪肝一叶，批开，掺药五钱，水一大盏，煮熟，食后服。

胡黄连散　治一切久新赤目疼痛，不能坐卧，并大人小儿口疮。

胡黄连　槟榔各半两　麝香少许，别研

上为细末，研细点之。如口疮，每服半钱，麝香一字，匀口疮大小贴之，忌食鱼猪油腻物。

碧霞丹　点一切恶眼风赤者。

龙脑　麝香　硇砂各二钱　没药　血竭　乳香　铜青各一钱　硼砂三钱

---

❶ 芥：校本其后皆有"穗"字。

上为末，滴水和丸，如梧桐子大，用一丸，新水化开点之，立效。

菩萨散　治远年近日一切眼疾。

菩萨石　金精石　银精石　太阴石　太阳石　禹余粮石　河洛石　矾矿石　云母石　炉甘石　井泉石　白滑石　紫石英　寒水石　阳起石　猪牙石　代赭石　碧霞石　乌鱼骨　青盐以上各一两　硇砂半两　密陀僧　铜青各一两　黄丹四两　麝香　脑子各一钱　轻粉一钱半　硼砂三钱　乳香二钱　白砂蜜二斤　雄胆一斤

上为细末，以井花水九大碗熬就，作四碗，点水内落下钱许大，不散可，如散者再熬，滤滓，过露放旋点。

石膏羌活散　治久患双目不睹光明，远年近日，内外气障风昏暗，拳毛倒睫，一切眼疾。

羌活治脑热头风　密蒙花治羞明怕日　木贼退翳障　香白芷清利头目　细辛　干菜子二味起倒睫　麻子起拳毛　川芎治头风　苍术明目暖水脏　甘菊花　荆芥穗治目中生疮　黄芩洗心退热　石膏　藁本治偏正头风　甘草解诸药毒，各等份

上为末，每服一钱至二钱，食后临卧，用蜜水一盏调下，或茶清，或淘米第二遍泔亦得。日进三服，至十日渐明，服至二十日大验。此方医数十人皆效。

重明散　治一切风热，内外障气眼疾。

井泉石　川芎　川独活　川羌活　吴射干　仙灵脾　防风　甘草　苍术各半两　草决明　丹参　白术　石决明各三分

上为末，每服二钱，水一盏半，煎至一盏，温服，日进三服，食后。

雷岩丸　治男子、妇人，肝经不足，风邪内乘上攻，眼暗泪出，羞明怕日，多见黑花生障，翳膜遮睛，睑生风粟，或痒或痛，隐涩难开，兼久患偏正头疼，牵引两目，渐觉细小，视物不明。皆因肾水不能既济于肝木，此药久服大补肾脏，添目力。

肉苁蓉　巴戟浸一宿，去皮心　牛膝各一两　菊花　枸杞子各

二两　川椒三两，去目　黑附子　青盐二钱，以河水三升同煮为度，去皮脐，一两

上为末，元浸药，酒煮面糊为丸，如桐子大，每服十丸，空心，酒下。世人服药，不知多少根源，往往不效耳。

丁香复光丸　治一切远近目疾。

丁香　荆芥穗各二钱　巴豆一钱，去皮油　半夏二两　乌梅去核　盆硝　甘草各半两　南硼砂三钱　脑子二厘　缩砂仁一钱半

上为末，醋者面糊为丸，如绿豆大，每服十丸至十五丸，米泔下，食后，日三服以上诸方，系先生亲验可录。

小儿科论

《素问》云：身热恶寒，战慄惊惑，皆属热证，为少阴君火，暴强直，支软戾，里急筋缩也，皆属风证，为厥阴风木。夫小儿六岁之上为小儿，十八岁以上为少年，其六岁以下者，诸经不载，是以乳下婴儿，有病难治，无可定也。然小儿与大人，不可一例，各异治之。惟小儿诞生襁褓之后，骨肉脆软，肠胃细微，可以乳食调和脏腑，乃得平安。肌肤滋润，筋骨轻嫩，以绵衣之，故生壅滞，内有积热，热乘于心，心受邪热，乃发为惊；惊不止，反为潮搐，则为病也。大概小儿病者纯阳，热多冷少，故引《素问》少阴、厥阴证，以小儿病惊风热多矣。小儿惊风者，皆由心火暴甚，而制金不能平木，故风火相搏，而昏冒、惊悸、潮热，此证皆谓热甚而风生。《素问》惊骇、惊愕，少阴君火也。

小儿脾疳痢泻者，皆热甚。急惊泻痢色多青，为热证明矣。痢色黄者何？为火甚则水衰而脾土旺，故痢色黄也。痢色红赤者，为心火热甚深也。痢色黑者，为火热过极，则反兼水化制之，故色黑也。

五脏皆言热证，无寒冷证，亦有谓泻痢，小便青白不涩为寒，水谷不化，而色不变，吐痢腥秽，澄沏清冷白不涩，身凉不渴，脉迟细而微者，寒证也。谷虽不化，而色变非白，烦渴，小便赤黄而

涩者，为之热证。世传大人小儿，吐痢霍乱，食乳未及消化，而痢尚白，便言论为寒证，误矣！何不脉候别之？仲景邪热不化谷，岂为寒也？大人亦同。

龙脑地黄膏 治小儿急慢惊风，涎痰上潮心胸，天吊惊，缠喉风，小儿胸膈不利，一切热毒，大有神验。如病不已，与分肢散一二服，吐利得快，常服此药。

川大黄别捣 甘草锦纹者，别捣 雄黄水窟者，一分，别研 麝香一钱，别研 生脑子一钱，别研

上五味，各修合制了，再入乳钵内，同研细，炼蜜为膏，油单裹，如有前病，煎薄荷汤下，旋丸如皂子大，化下；如小儿、大人睡惊及心神恍惚，煎金银薄荷汤下一丸。常服，新汲水下，大解暑毒。如孕妇人常服，新生男女永无痰病。如有大人阳毒伤寒，加轻粉二匣子、龙脑少许，水化下一丸，杏核大。小儿看年纪大小加减服，立效。

分肢散 治小儿卒风，大人口眼㖞斜，风涎裹心，惊痫天吊，走马喉闭，急惊，一切风热等疾。

巴豆半两，不出油 川大黄一两 朴硝半两

上大黄为末，后入巴豆霜、朴硝，一处细研，用油贴起，如有前患，每服半钱，热茶下，吐下顽涎，立愈。如小儿胸喉惊吊等，先服龙脑地黄膏一服，次服此药一字，茶下，时上吐下泻，以吐利得快为效，大人半钱，小儿一字，看虚实加减，只是一两服见效，不宜频服。如吐泻不定，以葱白汤立止。

珍珠丸 治小儿虚中积热，惊痫等疾。

巴豆霜 腻粉各二钱 滑石二钱 天南星一钱半 蝎梢二十四个 续随子二十四个，去皮 粉霜一钱半

上为末，研令极细，以糯米粥为丸，如黄米大，小儿一岁以下，每服三丸至一丸，十五岁每服五丸至十丸，点茶汤下，荆芥汤亦得，虚实加减。

牛黄散 治小儿上焦壅热诸眼疾。

肉桂　郁金各一两　马牙硝四两　甘草半两

上为末，如患眼三五年，吃三五两便瘥，每服一钱，新汲水调下，垂枕卧片时；若是小儿十岁服半钱，五岁以下服一字，永无惊疳痫风患，服之立效。

朱砂丸　治小儿急慢惊风，及风热生涎，咽喉不利，取惊积。

朱砂　天南星　巴豆霜各一钱

上为末，面糊和丸，如黍粒大，看病虚实大小，每服二丸；或天吊戴上眼，每服四五丸，薄荷水下，立愈。

郁金散　治小儿急慢惊风等疾。

郁金一枚，大者　巴豆七个，去皮，不出油

上研为细末，每服一字，煎竹叶汤放温下，把药抄盏，唇上放，以汤充下喉咽为妙。

泽泻散　治小儿蚼蛤，膈上壅热涎潮。

泽泻一分　蝉壳全者，二十一个　黄明胶手掌大一片，炙令焦

上为细末，每服一大钱，温米汤调下，日进二服，未愈再服。

镇庭散　治小儿一切惊喘，肚胀咳嗽。

郁金　大黄各半两　甘草三钱　轻粉一钱

上为末，每服半钱，用薄荷汁、朱砂细研，冷水以木匙沥下。

定命散　治小儿天吊惊风，不能哭泣。

藜芦　郁金　川芎各等份

上研为细末，鼻中嘀之，如哭可医。

金肺散　治小儿诸般喘嗽、急惊风，神效。

锡灰一钱　郁金　半夏汤洗七次，各一钱半　汉防己　硫黄各二钱

上为细末，每服半钱，加一钱，小儿加减，煎猪肉汤下，食后，日进二服。

厚朴散　治小儿虚滑，泻痢不止。

厚朴　诃子皮各半两　使君子一个　楝丁香十个　吴白术　茯苓　青皮各二钱　甘草一寸，炒

上为末，每服一字，量岁数加减，用清米汤下。

人参散　治小儿虚热烦渴。因吐泻烦渴不止，及疏转后服之。

人参一两半　茯苓二两半　生犀　桔梗各二钱半　甘草　干葛各半两

上为末，每服一大钱，水一中盏，入灯心五茎，同煎至六分，放温，不计时候。烦渴者，以新竹汤下，量年纪加减。

碧云散　治小儿惊风有涎。

胆矾半两，研　铜青一分，研　粉霜　轻粉各一钱

上为细末，每服一字，薄荷汤下，中风，浆水下，如吐多不定，煎葱白汤投之，立止，效。

桃符丸　治小儿风热。

大黄　郁李仁　黄柏　宣黄连　郁金各一分　巴豆二七个，去皮，出油为霜　轻粉二两

上为细末，滴水为丸，如绿豆大，以朱砂为衣，每服二丸，用桃符煎汤下，看大人、小儿加减。

杂外门论

《素问》云：痛痒疮疡，痈肿疽疹，瘤气结核，怫郁甚者皆热。五脏不和，九窍不通；六腑不和，留结为痈。近于火气，微热则痒，热甚则痛，附近则灼而为疮，皆火之用也。

人之疮肿，因内热外虚所生也，为风湿之所乘，则生疮肿。然肺主气，候于皮毛，脾主肌肉，气虚则肤腠开，为风湿所乘，脾气温而内热，即生疮也。肿者，皆由寒热毒气客于经络，使血涩而不通，壅结成肿。风邪内作，即无头无根；气血相搏作者，即有头有根。结壅盛则为脓，赤核肿则风气流溃也。疮以痛痒，痛则为实，痒则为虚，非谓虚为寒也，正谓热之微甚也。痒者，

美疾也。故火旺于夏，而万物蕃鲜荣美也。炙之以火，渍之以汤，而其痒转甚者，微热之所使也，痒去者，谓热令皮肤纵缓，腠理开通，阳气得泄，热散而去；或夏热皮肤痒，而以冷水沃之，其痒不去，谓寒气收敛，腠理闭密，阳气郁结，不能散越，怫热内作故也。疮痒皆为火热，而反腐出脓水者，犹谷肉果菜，热极则腐烂而溃为污水也。溃而腐烂者，水之化也。痛浅而大，疽深而恶，热胜血则为痈脓也。疡有头，小疮也。疹浮而小，瘾疹也。瘤气，赤瘤丹熛，热胜气火之色也。

如意散 治疥癣，无时痛痒，愈发有时，不以久新者。

吴茱萸 牛李子 荆芥各一分 牡蛎半两 轻粉半钱 信砒二分

上为细末，研匀，每临卧抄一钱，油调，遍身搓摩，上一半，如后有痒不止，更少旋涂之，股髀之间，闻香悉愈。

信效散 治风热上客阳明之经，牙齿疳蚀，断宣腐臭，血出色黄，气腐注闷，动摇疼痛，作发有时，兼解中金石一切毒药。

信砒一钱 黄丹二钱 千古石灰如无，但以陈久者炒，细研，四钱

上研细，入青盐一分，麝香少许，如无此二味亦得，每上抄三两大豆许，先洗漱净，以手指蘸药，擦上下牙齿断，沥涎，勿咽之，须臾，漱净。或有蚀处，再上少许，日三四次，常用如意，一上以频为妙。或服金石药攻病，便一日三四上，更不上牙齿，如神，或已上牙齿者，敷之即愈。或平人常用，颇能清利头目，宽膈美食，使髭发迟白，久用亦能固牙齿，使迟老。人气于面，而手足阳明经络贯注，忧思则气结而血液不行，燥热怫郁而血衰，不能荣养髭发，故早苍黄而斑白也。此药能使阳明气血宣通，故效能然也又方使龙骨，不用石灰。

神圣饼子 治一切打扑伤损，金石刀刃，血出不止者神验。此药上无脓，退痂便愈。

乌鱼骨一两，五月五日以前先准备下 青蓟草一握，约一虎口，人手取团圆是也 莴苣菜 韭菜各一握 石灰四两

上以五月五日，日未出，本人不语，将取三味，同杵烂，次

97

后下余药味，杵得所，搏作饼子，晒干，用时旋刮敷之。

芙蓉膏 治遍满头面大小诸屬子，或身体者。

料炭灰 桑柴灰 荞麦秸灰各半斤

上灰，用热汤淋取一❶升，熬至五分。

又用：独角仙一个，不用角 红娘子半钱，不去翅、足 糯米四十九粒 石灰一两，风化者

上为末，将前项灰汁调如面糊相似，在瓷合子内，于土底埋五七日，取出使用，取瘢痕屬内刺破，用细竹签子点之放药，用湿纸揩药再点至三上，见瘢痕时冷水淋洗。忌姜、醋、鱼、马肉。

铅白霜散 治大人小儿口疮，牙齿腐蚀，气臭血出者。

铅白霜 铜绿各二钱 白矾一块

上为末，以翎羽扫上疮，以温浆水漱之。小儿不消。

麝香散 治大人小儿口齿腐蚀出血，断龈宣烂者。

上好咸土不以多少 麝香真好者，少许

上热汤淋取汁，去滓用清汁，银石器中熬干，刮下，再与麝香同研匀，掺于疮上，以纸贴，神效。

乳香散 治一切瘰疬疮，新久远近不已者。

乳香一钱 砒霜一钱 硇砂一钱半 黄丹半钱 红娘子一十四个，去翅、足

上为末，糯米粥和作饼子，如折三钱厚，小铜钱里圈大，破疮上白面糊；如不破者，灸七炷，大者不过一月，其瘰疬核自下。后却用敛疮生肌药。

黄柏不以多少，为细末，面糊涂之妙矣。

五香汤 治一切恶疮、瘰疬、结核，无首尾，及诸疮肿用之。

沉香 木香 鸡舌香各一两 熏陆香 麝香各三钱 连翘一两半

---

❶ 一：医统本、同德堂本作"二"。

上研为细末，每服二钱，水一盏，煎至六分，不计时候。

紫参丸　治热毒瘰疬肿痛已内消，疮已破，行脓水，服此药。

紫参　苦参　丹参各一两半　连翘二两　腻粉　麝香别研，各三钱　滑石二两半

上为末，别用玄参一斤，捣碎，以酒三碗，浸三日，揉取汁，去滓，用皂角子三百枚，煨熟，捣为末，用玄参酒熬皂子末成膏，和前药如桐子大，每服一丸，以黄芪汤下，一日加一丸，至患人岁数即住如四十则二十，每日却减一丸，疮自干有结内消。

麝香雄黄散　治二十七般恶虫咬伤人，及疮肿者。

麝香　雄黄　乳香　硇砂各二钱　土蜂窝　露蜂房烧灰

上研为细末，以醋调少许，涂咬着处，或不辨认得，多疑是恶疮，三五日不疗，即毒入心，难瘥，忌鸡、鱼、油腻物。

硇砂散　治一切疔疮。

硇砂　雄黄　砒霜　天南星各等份　麝香少许

上为细末，用竹针针开，用药封黄水出疮已。

圣力散　治诸疔疮肿。

草乌头　白及　白蔹　木鳖子去皮　金毛狗脊　地龙各二钱半　麝香三钱　黄丹少许

上研为细末，用针针到生肉痛者用药，黄水出为度。

川山甲散　治一切通气，破疮肿，行脓血，如神妙。

川山甲　木鳖子　乌龙角各等份，都烧存性

上为末，每服一钱半，空心，热酒调下，至中午，疮破脓血便行。

守瘿丸　治瘿瘤结硬。

通草二两　杏仁去皮尖，研　牛蒡子各一合，出油　吴射干　昆布去咸　诃黎勒　海藻去咸，各四两

上为末，炼蜜为丸，如弹子大，嚼化，咽津下，日进三服。

鬼代丹　治打着不痛。

无名异研　没药研　乳香研　地龙去生　自然铜醋淬, 研　木鳖子去壳, 各等份

上为末, 炼蜜为丸, 如弹子大, 温酒下一丸, 打不痛。

龙脑润肌散　治杖疮热毒疼痛。

黄丹　密陀僧　麝香各半两　轻粉一钱半　龙脑一字

上为细末, 掺药在疮上, 用青帛子涂之, 内留一眼子。

香药丸　治瘰疬疮。

硇砂　乳香　没药　半夏　轻粉　赤石脂各等份

上为末, 糯米粉为丸, 如桐子大, 每服十丸, 加至二十丸, 皂角子汤下, 临卧。

红玉梃子　治一切牙疳。

砒霜一块, 皂角子大　黄丹煅过　卤土二钱

上为细末, 饼和作剂子, 任牙。

桃花散　治一切疮, 生肌药。

白及　白蔹　黄柏　黄连　乳香别研　麝香别研　黄丹各等份

上为细末, 掺于疮上, 二三日生肌肉满。

追毒散　治生疮发闷, 吐逆霍乱。

螺儿青　拣甘草各一两　白矾二钱半

上为细末, 每服一钱, 新汲水调下, 立止。

胆矾丸　治男子年少而鬓发斑白。

土马烧存性　石马烧存性　半夏各一两　生姜一两　胡桃十个　真胆矾半两　川五倍子一两

上为末, 和作一块, 绢袋子盛, 如弹子大, 热酒水各少许, 浸下药汁, 淋洗头发, 一月神效。

茯神散　治胆热多睡, 神思不安, 昏闷。

茯神去皮　麦门冬　地骨皮　茯苓各一两　白鲜皮　酸枣仁　沙参　甘草炙, 各半两

上为末, 每服三钱, 水二盏, 煎至六分, 去滓, 食后服。

铁脚丸　治大小便不通。

皂角炙，去皮，不以多少，去却子

上为末，酒面糊为丸，如桐子大，每服三十丸，酒服。

金圣散 治小肠膀胱气痛不可忍者。

地胆半两，去足、翅，微炒 滑石一两 朱砂半钱

上为末，每服二钱，用苦杖酒调下，食前服。

琥珀散 治五淋。

滑石二两 木通 当归 木香 郁金 扁竹各一两 琥珀二两

上为末，每服三五钱，用芦苇叶同煎，食后，日三服。

葵子散 治小便不通。

葵子 茯苓去黑皮，各等份

上为末，每服四钱，水一盏，煎三沸，食前。

倒换散 治无问久新癃闭不通，小腹急痛，肛门肿痛。

大黄小便不通减半 荆芥穗大便不通减半，各等份

上件药味，各另为末，每服一二钱。温水调下，临时加减。

败毒散 治男子往来寒热，妇人产后骨蒸血运。

大黄 黄药子 紫河车 赤芍药 甘草以上各等份

上为末，每服一钱，如发热，冷水下，如发寒，煎生姜、瓜蒌汤同调下。此药偏治妇人。

补真丹 治男子元脏虚冷，兴阳固肾不燥。

黑附子一两，炮 阳起石酒蘸，烧灰 乳香 雌黄 血竭各三钱 石莲子摩去皮心 黑锡炒成砂子，各半两 海马二对 石燕子一对，入锅内，烧红用盐泥同济 麝香一分

上为细末，面糊为丸，每服二十丸，用五香汤空心下。

五香汤

沉香 笺香 乳香 麝香 檀香以上各等份

上为细末，每服半钱，煎汤下。

一醉乌法 治头须白再黑方新添。

生地黄汁一升 诃黎勒十个，磨两头 醋石榴三个，大者，取汁 绿矾半两，研 硇砂研 硫黄研，各一钱

上药，同入瓷瓶内，用二味汁浸，密封，勿令透气，至四十九日后取出，其诃子状若黑梅，至夜临卧含一枚，咽津，到晓烂嚼，以酒一盏下之，三二日后再服。忌葱、大蒜、萝卜。